正畸过程中牙根吸收的临床诊疗
Clinical Management of Orthodontic Root Resorption

正畸过程中牙根吸收的临床诊疗

Clinical Management of Orthodontic Root Resorption

（美）格伦·萨梅希马 著
（Glenn T. Sameshima）

陈扬熙　邹淑娟　主审

段沛沛　主译

北方联合出版传媒（集团）股份有限公司

辽宁科学技术出版社

沈 阳

图文编辑

杨 帆　刘 娜　张 浩　刘玉卿　肖 艳　刘 菲　康 鹤　王静雅　纪凤薇　杨 洋

First published in English under the title
Clinical Management of Orthodontic Root Resorption
Edited by Glenn T. Sameshima, edition: 1
Copyright © Springer Nature Switzerland AG, 2021
This edition has been translated and published under licence from
Springer Nature Switzerland AG.
Springer Nature Switzerland AG takes no responsibility and shall not be made liable
for the accuracy of the translation.

©2023，辽宁科学技术出版社
著作权合同登记号：06-2022第84号。

图书在版编目（CIP）数据

正畸过程中牙根吸收的临床诊疗 /（美）格伦·萨梅希马
（Glenn T. Sameshima）著；段沛沛主译. — 沈阳：辽宁科学
技术出版社，2023.3
　　ISBN 978-7-5591-2894-2

　　Ⅰ.①正…　Ⅱ.①格…　②段…　Ⅲ.①口腔正畸学—研
究　②牙疾病—牙根—诊疗　Ⅳ.①R783.5　②R781.3

中国国家版本馆CIP数据核字（2023）第024613号

出版发行：辽宁科学技术出版社
　　　　　（地址：沈阳市和平区十一纬路25号　邮编：110003）
印　刷　者：凸版艺彩（东莞）印刷有限公司
经　销　者：各地新华书店
幅面尺寸：170mm×240mm
印　　张：9.5
插　　页：4
字　　数：200千字
出版时间：2023年3月第1版
印刷时间：2023年3月第1次印刷
策划编辑：陈　刚
责任编辑：苏　阳
封面设计：袁　舒
版式设计：袁　舒
责任校对：李　霞

书　　号：ISBN 978-7-5591-2894-2
定　　价：168.00元

投稿热线：024-23280336
邮购热线：024-23280336
E-mail:cyclonechen@126.com
http://www.lnkj.com.cn

审译者简介
Reviewers and Translators

主审

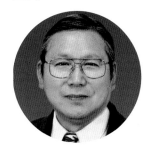

陈扬熙 四川大学华西口腔医院

正畸科教授，博士生导师，四川省学术及技术带头人，四川大学教师教学发展中心教学导师、华西口腔医学院教学督导。曾任国务院学位评议组成员，中华口腔医学会常务理事，中华口腔医学会正畸专业委员会副主任委员，四川大学学术委员会委员，华西口腔医学院教授委员会主任委员、正畸学教研室主任及华西口腔医院正畸科主任。《中华口腔正畸学杂志》顾问，《华西口腔医学杂志》副主编等。享受国务院政府特殊津贴。

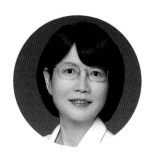

邹淑娟 四川大学华西口腔医院

正畸科教授，博士生导师，曾赴荷兰阿姆斯特丹大学牙科学术中心（Academic Center for Dentistry in Amsterdam，ACTA）访问研修。主持多项国家自然科学基金面上项目及省部级科研项目，在国内外口腔医学高水平学术期刊发表论文100余篇，参编多部口腔医学专著，获教育部科学技术进步一等奖、四川省科学技术进步一等奖。从事口腔正畸学临床、教学及科研工作30余年，主要从事牙颌畸形的矫治与机制研究和正畸牙移动、牙根发育及创伤修复分子生物机制研究。

主译

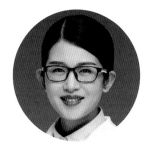

段沛沛　四川大学华西口腔医院

正畸科副教授，硕士生导师，四川大学华西口腔医学院与美国密苏里大学堪萨斯分校（UMKC）牙学院联合培养口腔正畸学博士。担任中华口腔医学会儿童睡眠医学专业委员会委员，中华口腔医学会口腔美学专业委员会青年讲师，四川省口腔医学会正畸专业委员会委员、四川省口腔医学会美学专业委员会委员等。主持及参与省部级课题10项，教育部"产学研"课题及其他各级教学改革项目5项，以第一作者及通讯作者身份发表论文20余篇。《2020中国青少年隐形矫治专家共识》参编专家，《中国儿童错𬌗畸形早期矫治专家共识及病例解析》参编专家及主编助理。

副主译

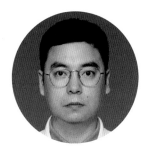

陈建伟　四川大学华西口腔医院

口腔医学博士，正畸科副主任医师。中华口腔医学会颞下颌关节病学及𬌗学专业委员会委员，中华口腔医学会正畸专业委员会会员，四川省口腔医学会正颌与颞下颌关节专业委员会常务委员。擅长各类青少年、成人错𬌗畸形矫治及正颌正畸联合治疗等。主持及参与10余项国家级和省部级研究项目，在国内外专业期刊发表论文10余篇。

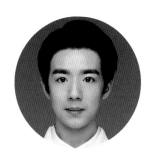

周陈晨　四川大学华西口腔医院

口腔医学博士，儿童牙病科副教授，硕士生导师。四川大学华西口腔医学院与美国加州大学洛杉矶分校联合培养博士。现任中华口腔医学会儿童口腔医学专业委员会青年委员、四川省口腔医学会正畸专业委员会青年专业委员会副主任委员、四川省口腔医学会儿童口腔专业委员会青年委员、国际牙科研究协会（IADR）、美国骨矿盐研究学会（ASBMR）会员。

参译

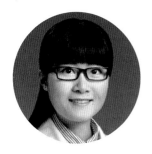

何姝姝 四川大学华西口腔医院

口腔医学博士，正畸科副教授。美国阿拉巴马大学伯明翰分校牙学院访问学者。

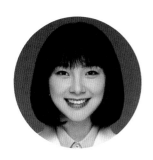

尹 星 四川大学华西口腔医院

口腔医学博士，正畸科主治医师，副研究员。美国斯坦福大学医学中心、加州大学洛杉矶分校牙学院访问学者。

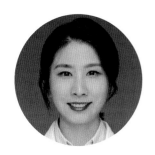

胡芝爱 四川大学华西口腔医院

口腔医学博士，正畸科主治医师。美国得克萨斯农工大学牙学院博士后和访问学者。

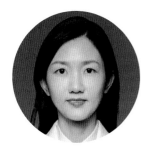

李昱煜 四川大学华西口腔医院

口腔医学博士，口腔疾病研究国家重点实验室助理研究员。美国阿拉巴马大学伯明翰分校病理系联合培养博士。

译者前言
Preface

　　牙根吸收是正畸临床诊疗中常见的并发症之一。

　　错𬌗畸形的矫治并不是矫治力作用下单纯的机械运动，而是一系列复杂的生物力学-生物学过程。正畸医生以"力"为药，通过矫治器将矫治力作用于牙齿、颌骨及颞下颌关节等，引发相应区域牙周支持组织、颌骨骨缝、关节等组织改建，进而达到矫正牙齿及颌骨畸形的目标。如何全面而清晰地掌握"力"这味"药"的"药效"及副作用对正畸诊疗意义重大。不当的矫治力或施力方式可能对牙体及牙周组织健康造成巨大的威胁，牙根吸收即为其中最为常见的并发症之一。

　　Glenn T. Sameshima教授是美国南加州大学洛杉矶分校Herman Ostrow牙学院儿童口腔及正畸科副教授、口腔正畸学高级教学主管，多年来在正畸临床诊疗及牙根吸收防治等领域研究成果丰硕，久享国际盛誉。2021年，Glenn T. Sameshima教授将自己20余年来在正畸牙根吸收领域的研究成果及宝贵经验总结成书正式出版。"正畸过程中发生牙根吸收的主要原因是什么？""治疗前应如何评估患者发生牙根吸收的风险并与其沟通？""牙根吸收后牙齿会脱落吗？""牙根吸收后应如何处理？"本书中详尽而全面地回答了包括以上问题在内的有关牙根吸收的众多问题，为正畸过程中牙根吸收的临床防治和管理提供了思路及应对策略。这是第一本关于正畸过程中牙根吸收的专著，期望您在明媚的一天翻开此书，从中获得属于自己的收获和感悟！

　　本书翻译工作主要由我及我科正畸临床工作经验至少5年以上的青年医生共同完成，感谢他们在本书翻译过程中不辞劳苦的付出和精益求精的工匠精神。特别感谢德高望重的陈扬熙教授在本书审校过程中的悉心指点。感谢仁心仁术的邹淑娟教授对本书进行深入细致的审校。感谢研究生陈硕、王涵、曾心怡、杨宽、蒋玉坤，进修生杨艳、杜琳玲在本书校对及勘误过程中的帮助。感谢本书翻译、出版、推广过程中给予我们宝贵意见的每一位老师，以及提供支持和帮助的每一位友人。感谢一代代正畸前辈们筚路蓝缕，为口腔正畸事业的奠基与发展俯首躬耕，将知识、经验和临床技术倾囊相授。

　　谨愿我们的努力可以有幸为中国口腔正畸学事业的蓬勃发展增砖添瓦！受水平所限，书中错漏之处在所难免，恳请各位读者和同道多多批评指正！

四川大学华西口腔医院正畸科

段沛沛

2022年冬于成都

高频词汇
High Frequency Vocabulary

术语	缩写	中文
idiopathic root resorption		特发性牙根吸收
ABO Discrepancy Index		ABO不调指数
straight wire appliance	SWA	直丝弓托槽
short root anomaly	SRA	短根异常
external apical root resorption	EARR	根尖外吸收
cone beam CT	CBCT	锥形束CT
limited field cone beam CT	LCBCT	小视野CBCT
surgically expand the maxilla	SARPE	手术辅助快速上颌扩弓
rapid maxillary expansion	RME	上颌快速扩弓
full mouth x-ray	FMXR	全口X线片（共20张，包含全口根尖片及咬翼片）
osteoclast precursor	OCP	破骨细胞前体
receptor activator of nuclear factor kappa B （NF–κB）ligand	RANKL	核因子–κB受体活化因子配体
osteoprotegerin	OPG	骨保护素
receptor activator of nuclear factor kappa B	RANK	核因子–κB受体活化因子
periodontal ligament	PDL	牙周韧带
anti–invasion factor	AIF	抗侵袭因子
internal root resorption	IRR	牙根内吸收
external root resorption	ERR	牙根外吸收
transient internal inflammatory root resorption		暂时性炎性牙根内吸收

术语	缩写	中文
replacement root resorption		替代性牙根吸收
surface root resorption		牙根表面吸收
inflammatory root resorption		炎性牙根吸收
internal inflammatory root resorption		炎性牙根内吸收
clastic cell		破骨矿细胞
pink tooth of mummery		粉红色牙齿（马默里牙）
internal replacement root resorption		替换性牙根内吸收
dental pulp stem cells		牙髓干细胞
external inflammatory root resorptions	EIRR	炎性牙根外吸收
orthodontic external root resorption	OERR	正畸源性牙根外吸收
invasive cervical root resorption	ICRR	侵袭性根颈吸收
external cervical root resorption	ECRR	牙颈部外吸收
external replacement root resorption	ERRR	替代性牙根外吸收
ankylosis		牙齿固连
decoronation		去冠术
same lingual opposite buccal	SLOB rule	视差法
gingival crevicular fluid	GCF	龈沟液
avulsion		全脱位
luxation		移位
intrusion		挫入

目录
Contents

第 1 章 引言
Introduction

Glenn T. Sameshima

---

1 正畸治疗中，牙根吸收是医生和患者所担心的问题吗?

　　牙根吸收，是正畸牙移动中最常见的副作用之一，特别是牙根尖吸收，这会导致牙根永久性缩短，并且有时其发生范围会相当广泛。纵观口腔医学史，自从牙医对移动后的牙齿拍摄X线片以来，牙医早就已经观察到了牙根吸收的发生，奇怪的是，尽管有关牙根吸收的文献并不罕见，有关牙根吸收不同类型的文章已发表了超过1500篇，但本书却是迄今为止第一本完全致力于这个主题的专著。

　　临床上，总是有人提出这个问题——牙根吸收真的是医生和患者所担心的问题吗? 笔者也多次听到这样的说法"我从业多年，牙根吸收从来不是个问题"。对这种说法，我们不禁质疑：难道这些医生执业时从未拍过最后的X线片! 在引起患者或患者主治牙医的注意之前，难道牙根变短可以被忽略，被认为不是问题（图1.1）? 十分遗憾的是，通常在牙科学校里，很少有牙科学生学习到正畸牙移动关于牙根吸收有意义的知识，当他们走出去执业时学到的更少。因此，正畸医生不仅因缺乏牙根吸收的相关知识而去应对患者的法律诉讼，而且也要与同行业不知情的全科牙医（或其他专科医生）做解释。因为多年来，人们认为，一旦牙齿牙根吸收后注定会脱落，甚至一些好心的修复医生会告诉许多患者，必须拔

G. T. Sameshima (✉)
Advanced Orthodontics, Herman Ostrow School of Dentistry of the University of Southern California, Los Angeles, CA, USA
e-mail: sameshim@usc.edu

© Springer Nature Switzerland AG 2021
G. T. Sameshima (ed.), *Clinical Management of Orthodontic Root Resorption*,
https://doi.org/10.1007/978-3-030-58706-2_1

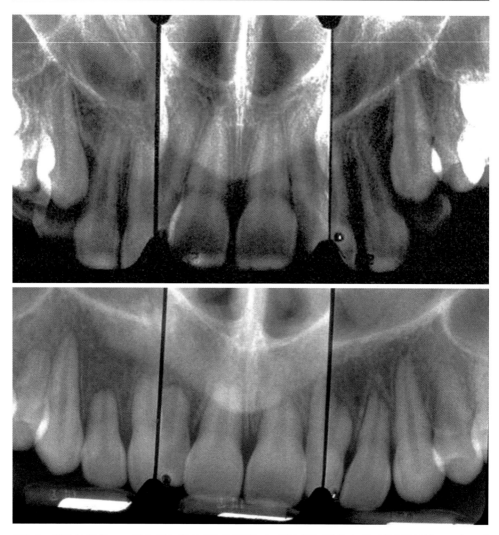

图1.1 根尖外吸收——医生想知道他是否可以防止4颗上颌切牙发生明显的牙根缩短，对于牙根吸收现在他应该怎么做，吸收是否会停止以及何时停止。

除他们的短根牙，然后用种植体取代。为此，在本书的第9章中，我们将解释为什么事实并非如此。

笔者花了20多年的时间从各个方面研究了牙根吸收：从细胞/分子水平到大规模回顾性临床研究。笔者发表了许多关于牙根吸收的出版物，并在许多国际会议上为正畸专业医生和全科牙医做了很多讲座；获得了美国正畸协会的认证，是美国一所著名研究型大学的终身教师，拥有30年私人诊所兼职正畸医生的经验。

表1.1　美国正畸医疗事故索赔

- 在正畸治疗之前或期间漏诊或无视牙周问题——21%

- 正畸牙移动直接导致牙根外吸收——12%

- 颌骨疼痛或其他类型的疼痛——12%

- 脱矿和龋齿——7%

- 其他原因，包括对治疗结果不满——31%

由正畸牙移动引起的根尖吸收是一种独特的现象，这一现象也受到了临床多学科和科学研究的关注。

　　然而，正如我们生活中包括医疗保健在内的许多领域的情况一样，诉讼中，不成比例的诉讼资源被用于患者及其诉讼代表人带来的真实和想象的问题上，这一情况在北美特别常见。正畸牙根吸收问题也不例外。事实上，很多与正畸相关的常见法律案件调查显示，牙根吸收问题产生的案件总是排在前三位（其他包括牙周问题等）。使用关键词"牙根吸收"、"正畸"和"诉讼"或"法律"在网络上快速搜索，您会发现一些网站。其中许多网站鼓励患者相信正畸医生已经严重伤害了他们，因此他们有权获得一些补偿。很多要求的内容并非基于事实或证据，有些甚至更离谱地说牙根短的牙齿由于缺乏颌骨的支持注定要脱落。可悲的是，在法庭上，有"专家"证人非常愿意支持原告。表1.1的数据由2017年美国正畸医师协会年会提供。牙根外吸收占所有索赔的12%。这个数字每年都在波动，但整体趋势是在下降的，因为有高质量的研究和证据发表来驳斥大多数索赔诉求。

　　Donald Machen是一位著名的正畸医生和法学家。在过去的许多年，他一直关注与正畸相关的法律事务并且与时俱进。在他的一篇有关正畸诉讼的优秀文章中（Machen 2010），他对正畸法律问题所属的各种法规进行了描述和归类：释义——漏诊，这些法律问题包括不切实际的期望、未能回应患者的担忧（包括未能治疗、未能转诊和未能跟进）、缺乏充分的知情同意。缺失、丢失或更改就诊记录是被诉讼的常见原因。奇怪的是，真正因治疗疏忽而被诉讼只占诉讼比例的一小部分。Machen医生强调需要时刻与患者保持良好的沟通。

　　Franklin（2005a，b）讨论了牙根吸收的重要性和医疗事故的索赔。她建议正畸医生通过"定期X线片"监控患者的牙根状况，并且一旦发现牙根吸收就立刻告知患者。本章强调了几个关键点：首先，不管这个治疗时间长是由于医生改变治疗计划（例如，等待拔牙），还是由于患者配合不佳（尤其是不按预约时间复诊），治疗时间过长是一个重大危险因素（见第5章）。其次，正畸医生与患者/父母之间的沟通非常重要，如果有全科医生和其他专科医生一起参与患者的口腔护理，正畸医生与他们的沟通也非常重要。再次，您持续监测牙根而拍摄的X线片记录是最重要的。

在一起牙根吸收的事件中，患者矫正8年，拆除矫治器时，才发现患者的牙根发生了严重的根尖吸收。在此过程中，患者失约52次，从正畸医生告诉患者需要拆除矫治器到患者及其父母最终约定了矫治器拆除的复诊预约时间共用了2年。在涉及患者个人参与的各个护理环节，都应明确患者配合和参与的行为管理，这已经成为必须纳入治疗知情同意模板和政策诊所管理的问题（TDIC 2001）。

正畸医生必须采取一些措施来确保在正畸治疗期间监测牙根吸收的情况（见第6章）。如果患者牙根吸收的风险很大，那么治疗中的病历记录尤为重要。众所周知，患者"指导"正畸治疗将导致治疗时间延长，特别是如果患者不断要求每次就诊都要移动特定的牙齿时。医生在每次预约复诊时照相和定期拍摄根尖周X线片，或者采取其他的措施，都可以减轻牙根吸收的问题。

扫一扫即可浏览
参考文献

第 2 章 牙根吸收

Root Resorption

Jing Guo

1 简介

乳牙列期或混合性牙列期，乳牙列牙根吸收是正常的生理过程，并导致乳牙脱落。相比之下，恒牙列的牙根吸收，无论是特发性还是医源性，在组织学上都具有相似的特征。然而，通常认为恒牙列的牙根吸收是病理性的，需要临床医生格外注意。

破骨细胞与其他细胞（如巨噬细胞和单核细胞）参与了牙根吸收的过程（Hammarström和Lindskog 1985）。破骨细胞是大型多核巨细胞，与矿化骨组织的清除和吸收有关。破骨细胞由来源于骨髓造血干细胞的破骨细胞前体（OCP）分化形成（Xing等 2005）。在发生骨吸收的骨表面或由破骨细胞活动引起的骨表面吸收凹陷区域（Howship陷窝）中，可以直接观察到破骨细胞（Hammarström和Lindskog 1985）。骨沉积与骨吸收的平衡是由于成骨细胞和破骨细胞及其前体细胞之间相互作用的结果（Márton和Kiss 2014）。核因子–κB受体活化因子配体（RANKL）和骨保护素（OPG）等细胞因子主要由成骨细胞及其前体细胞表达，并参与了破骨细胞的生成（Abe等 2018）。目前研究表明，几乎所有类型的细胞都表达RANKL，包括内皮细胞、软骨细胞、活化的T细胞及B细胞和树突状细胞（Xing等 2005）。RANKL与其存在于破骨细胞前体细胞膜上的受体——核因

J. Guo (✉)

Houston, TX, USA

e-mail: guoj@alumni.usc.edu

子-κB受体活化因子（RANK）间的相互作用，导致破骨细胞前体分化为成熟的破骨细胞（Abe等2018）。OPG由间充质来源的细胞产生，并作为RANKL诱饵受体发挥抑制破骨细胞生成的功能（Xing等2005）。可溶性的RANK或OPG都可以启动RANKL–RANK间的相互作用（Márton和Kiss 2014）。

未矿化的牙周组织，如牙周韧带（PDL）、成牙骨质细胞和前期牙骨质等，可以阻止恒牙的牙根外吸收（ERR）（Lindskog和Hammarström 1980；Tronstad 1988）。牙周韧带是一层厚约200μm的特殊结缔组织，这层结缔组织能将牙齿固定于牙槽骨，通过释放具有蛋白酶抑制功能的抗侵袭因子（AIF）（Lindskog和Hammarström 1980），作为骨和牙骨质之间的一个屏障（Hammarström和Lindskog 1985）。Hopewell-Smith透明层，即位于牙骨质和托姆斯（Tomes）牙本质颗粒层之间的中间牙骨质，密封了牙本质小管的外周末端，防止牙周组织受到来自根管的刺激（如感染的牙髓），从而避免牙根炎性吸收（Hammarström和Lindskog 1985）。成牙本质细胞和前期牙本质共同构成了阻止根管内吸收的屏障，保护牙本质不受牙根内吸收（IRR）的影响（Hammarström和Lindskog 1985）。

2　牙根吸收和原因的分类

牙根吸收可以根据部位、病因和发病机制进行分类。一般来说，发生在牙根根管壁上的吸收称为牙根内吸收，而发生在紧贴牙槽骨的牙根表面的吸收称为牙根外吸收（Andreasen JO和Andreasen FM 1992）。Andreasen进一步将牙根外吸收分为3种类型：牙根表面吸收、炎性牙根吸收和替代性牙根吸收（1985）。Tronstad将牙根吸收根据病因和发病机制分为炎性牙根吸收和替代性牙根吸收（Tronstad 1988）。牙根吸收的分类见表2.1。

3　牙根内吸收

牙根内吸收是由成牙本质细胞层和保护性前期牙本质的损伤或丧失引起的，并且与持续的牙髓炎症/感染有关。导致牙根内吸收的诱发因素有牙齿创伤、修复手术、牙隐裂、牙髓炎、正畸治疗及牙齿发育异常（Patel等2010）等。在暂时性炎性牙根内吸收中，牙髓炎症损害了附着在根管壁上的成牙本质细胞的完整

表2.1 牙根吸收的分类

炎性牙根吸收		非炎性牙根吸收		其他类型
暂时性吸收	进行性吸收	暂时性吸收	进行性吸收	
1. 炎性内吸收 （根内或根尖）	1. 炎性内吸收 （根内或根尖）	1. 内吸收	替代性外吸收 – 牙齿固连（牙槽骨与牙根表面融合） – 牙本质和牙骨质的永久吸收（骨组织替换上述组织）	1. 具有牙–牙槽骨症状的全身性疾病
2. 炎性外吸收	2. 替代性内吸收	2. 外吸收 （表面吸收）		2. 特发性
	3. 持续的炎性外吸收 – 机械刺激 （创伤） – 压力 – 感染性刺激 （根管感染） – 异物刺激			
	4. 颈部吸收			

性。因此，损伤区域不再形成前期牙本质（Tronstad 1988）。随着牙髓炎症的消除，这种短暂的吸收过程具有自限性，因此不需要临床干预。在大多数情况下，由于根管中的炎症过程难以控制，根管内牙本质会发生永久性或渐进性丧失。牙髓感染通常与炎性牙根内吸收有关；然而，单独的微生物刺激不会引发这类牙根吸收活动。进一步的牙根吸收若要发生，必须招募和激活破骨矿细胞。破骨矿细胞黏附在吸收部位的矿化牙本质上，在这个区域，抗侵袭的非矿化组织（成牙本质细胞层和前期牙本质）被破坏，矿化组织被吸收。因此，发生吸收病变部位冠方的牙髓组织通常是坏死的，这些坏死区域也成为进入牙本质小管的微生物来源。牙髓的根尖部分仍然是有活力的，它为吸收区域提供血液供应，从而为破骨矿细胞/破骨细胞前体到达目的地提供了通道（Tronstad 1988）。随着牙髓感染时间的延长，牙髓全部坏死，完全切断了吸收部位的血液供应，因此牙根内吸收停止。

　　临床上，炎性牙根内吸收在早期阶段可能无症状。当感染累及整个根管，并进展到牙根外周区域时，患者可能才会有根尖周症状，比如咬合痛。牙髓腔内炎症吸收的一个典型症状是粉红色牙齿［马默里牙（Pink Tooth of Mummery）］，受累的牙冠可以观察到粉红色的区域（图2.1a）。鉴于侵袭性根颈吸收（ICRR）

也可能导致所累及的牙冠变成粉红色（图2.1b～d），侵袭性根颈吸收经常被误解为马默里牙。然而，炎性牙根内吸收（来自牙髓组织）和侵袭性根颈吸收（来自牙周组织）的吸收组织来源是不同的。临床上，马默里牙显示为完整牙釉质下牙冠内的粉红色变色（图2.1a），而侵袭性根颈吸收的粉红色变色是由于牙周组织过度生长穿透牙釉质（图2.1c）造成的。这两种类型牙根吸收的鉴别诊断对早期检测和治疗计划至关重要。

　　放射学上，牙根内吸收表现为边界清晰、对称、椭圆形或圆形的透射区，透射区轮廓与根管形态连续（Gulabivala和Ng 2014）（图2.2）。当通过常规放射线片检测到根管内牙根吸收陷窝时，通常就需要立即进行牙髓治疗以消除其感染来源。如此一来，才能避免像牙根穿孔这样致命后果的发生（图2.3）。

　　在根管内牙本质吸收发生后，炎症组织中出现再生的硬组织沉积（骨样或

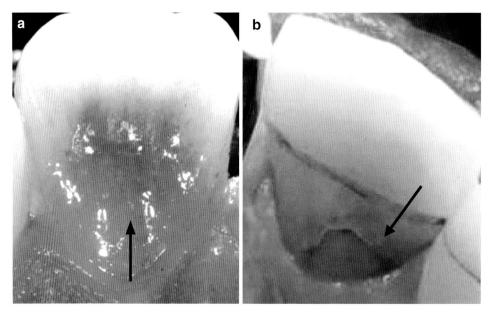

图2.1　炎性牙根内吸收和侵袭性根颈吸收的临床图片。（a）炎性牙根内吸收病例的临床图片，表现为粉红色牙齿［马默里牙（Pink Tooth of Mummery）］。上颌中切牙牙冠粉红色变色（箭头所示）。（b）侵袭性根颈吸收的临床图片。上颌中切牙牙冠的牙周组织受侵袭后引起的粉红色变色（箭头所示）。（c）X线片显示颈部根管吸收。（d）侵袭性根颈吸收病例的CBCT图像显示牙齿颈部结构有穿透（橙色箭头所示），且侵袭性根颈吸收进展已累及根管冠方1/3以上（蓝色箭头所示）（a图由位于加利福尼亚州洛杉矶市南加州大学的James Simon博士、Rafael Roges博士和他们的牙体牙髓科医生提供）。

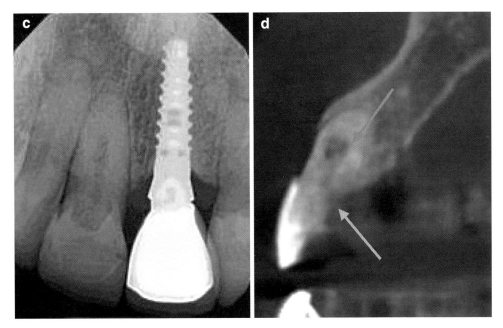

图2.1（续）

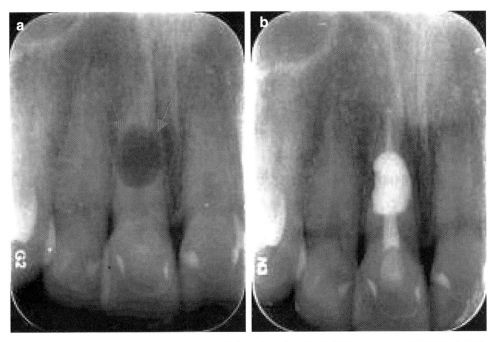

图2.2　炎性根管内吸收。（a）上颌中切牙广泛内吸收（箭头所示）。（b）用热牙胶充填技术对牙齿进行根管治疗和封闭（由美国加利福尼亚州尔湾市Denny Fang博士提供）。

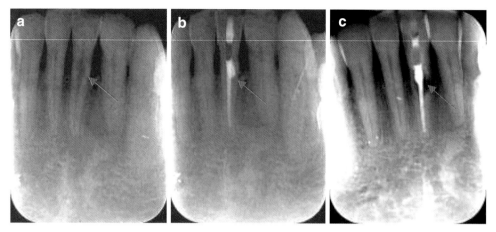

图2.3　根管治疗后，炎性根管内吸收患者预后不佳，牙根继续吸收。（a）下颌中切牙广泛内吸收（箭头所示）。（b）用热牙胶充填技术对牙齿进行根管治疗和封闭（箭头所示）。（c）根管治疗后继发牙根吸收，导致牙根穿孔（由美国加利福尼亚州尔湾市Denny Fang博士提供）。

牙骨质样结构），是发生了替代性牙根内吸收。这种类型的吸收陷窝与牙髓轻度炎症有关。组织学上，包埋了骨细胞样细胞的板层骨样结构替代了吸收的牙本质（Patel等 2010）。这些再生组织的起源可能是牙髓干细胞（DPSCs），研究表明，牙髓干细胞能够在人牙本质表面生成修复性牙本质样组织（Batouli等 2003）。再生组织随后沉积的机制类似于牙髓感染中清除成牙本质细胞后，成牙本质样细胞形成修复性牙本质。在放射学检查中，替代性牙根内吸收表现为较正常的根管轮廓发生不规则的变形及扩大（Patel等 2010）（图2.4）。

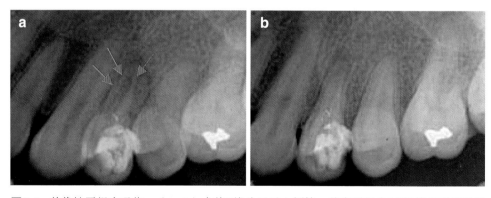

图2.4　替代性牙根内吸收。（a，b）术前X线片显示上颌第一前磨牙根尖2/3根管有不规则透射区（箭头所示），透射区内部有阻射区域。（c）根管治疗采用热牙胶充填技术。（d）锥形束CT（CBCT）冠状面显示根管治疗后根管形态。

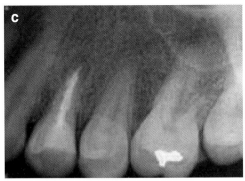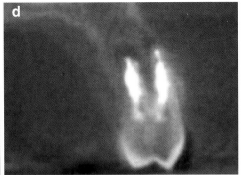

图2.4（续）

4　牙根外吸收

　　牙根外吸收通常与牙外伤、正畸治疗及根尖周炎有关（Tronstad 1988）。Andreasen将牙根外吸收分为牙根表面吸收、炎性牙根外吸收和替代性牙根外吸收。牙根外吸收通常发生在根尖、牙根侧面和颈部（Andreasen 1985）。

4.1　牙根表面吸收

　　牙根表面吸收是一个自限性的短暂破骨过程，之后发生牙骨质愈合和牙周膜再附着。这种吸收常常是因为牙根表面或牙周支持组织发生局限性的损伤，多见于外伤和正畸治疗（Andreasen 1985）。牙根表面吸收通常与牙外伤、正畸治疗和根尖周炎有关（Tronstad 1988）。临床上，牙根表面吸收往往是无症状的，有时甚至无法用放射线片检测到。

4.2　炎性牙根外吸收

　　炎性牙根外吸收是由持续的机械刺激、感染和压力刺激引起的牙周韧带持续性炎症造成的（Tronstad 1988）。临床上，炎性牙根外吸收（EIRR）常见于有外伤、正畸治疗、根管感染和根管治疗的患者。

4.2.1　外伤后引起的炎性牙根外吸收

当发生牙齿外伤，尤其是牙全脱位时，炎性牙根外吸收是其中一个严重并发症。一项循证医学研究表明：1656颗全脱位牙中，炎性牙根外吸收发生率为23.2%（Souza等2018）。Andreasen在绿疣猴体内开展的研究表明：全脱位牙再植后，炎性牙根外吸收可以在1周内启动（Andreasen和Kristerson 1981）。Andreasen提出了发生此类吸收的4个先决条件（Andreasen 1985）：

（1）牙周韧带发生损伤是由全脱位、松动、挫入或牙根断裂造成的牙周韧带机械损伤，或是由物理损伤（全脱位后牙齿干燥时间过长）或化学损伤（使用不当的储存溶液保存全脱位牙）导致的牙周韧带损伤。

（2）保护性牙骨质/类牙骨质被破坏，暴露了受损区域的牙本质小管，导致破骨/破牙本质活动可以直接在牙本质表面进行。

（3）暴露的牙本质小管与坏死牙髓组织或含有细菌的炎性区之间相通，促使细菌和细菌内毒素通过牙本质小管到达牙根表面，从而增强破骨/破牙本质活动。

（4）全脱位的牙齿是未发育完成的牙齿或者处于牙发育完成早期。

临床上，炎性牙根外吸收患者可能无症状，除非感染发展成为急性感染，患者表现为急性根尖脓肿症状和体征（Heithersay 2007）。炎性牙根外吸收的放射学特征是牙根变短，牙根表面有明显的凹陷或表面不清晰，牙根周围牙槽骨透射性增加（Heithersay 2007）（图2.5）。通过化学-机械清创术彻底清洁根管系统是治疗炎性牙根外吸收的关键。受累牙齿治疗的首选治疗方案是使用稀释的次氯酸钠进行大量冲洗，并使用氢氧化钙进行长期复诊封药（Tronstad 1988）。因为氢氧化钙具有抗菌作用和生物相容性，所以在根管治疗中，氢氧化钙被广泛用作根管内封存的药物或活髓治疗剂。氢氧化钙被归类为强碱（pH约为12.5），与水接触时分解为钙离子和羟基离子（Ba-hattab等2016）。它的高pH和释放羟基离子的能力是氢氧化钙发挥抗菌作用的主要原因。氢氧化钙在治疗牙根吸收中起着重要作用，因为高pH可以中和牙根吸收部位周围的酸性环境，降低破骨细胞活性，从而刺激局部组织的修复（Ba-hattab等2016）。Heithersay报道了一例成功的外伤病例，该病例是由于外伤后上颌中切牙全脱位引起炎性牙根外吸收（Heithersay 2007）。在使用氢氧化钙作为根管内药物超过6个月后，牙根停止吸收，并且在20年的随访X线片中没有出现进一步的吸收（Heithersay 2007）。

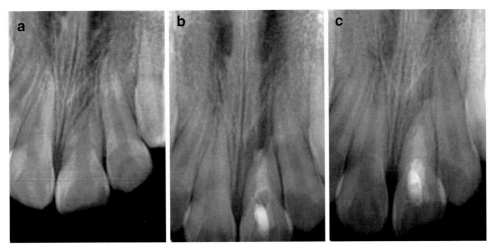

图2.5　一例9岁男孩上颌中切牙移位后的X线片。（a）右中切牙牙根短，牙根周围有低密度透射区。（b）用氢氧化钙糊剂治疗后，发现根尖周有根管敷料溢出。（c）溢出的氢氧化钙糊剂被周围组织吸收，根尖周透射区减小。由于牙根吸收，根尖部缩窄的根管变大，最后用生物陶瓷材料对牙齿进行了封闭。

然而，由于氢氧化钙对牙根强度有显著的负面影响，Andreasen建议根管内封氢氧化钙的时间不超过30天，长期封药可能会增加牙根根折的风险（Andreasen等2002）。在2014年美国牙体牙髓病学协会发布的《外伤性牙齿损伤治疗指南》中提到，当坏死牙髓组织发生感染，建议根管内封2～4周的氢氧化钙，以防止外伤牙发生快速的炎性牙根外吸收（Trope等 1992；Sigurdsson 2014）。此外，临床医生必须记住，治疗短时间脱出的牙齿时，为了患牙的牙周韧带在短时间愈合，开始根管治疗和封氢氧化钙的时间应推迟大约2周（Trope 2002）。这样做的原因是减少治疗操作和氢氧化钙诱导的坏死过程对牙周韧带造成的进一步损害。因为氢氧化钙具有造成受损和感染牙周韧带坏死的作用，牙再植后立即放置氢氧化钙可能会增加牙齿固连的风险（Trope 2002）。

4.2.2　正畸治疗引起的炎性牙根外吸收（压力）

　　正畸治疗引起炎性牙根外吸收或正畸源性牙根外吸收（OERR），是正畸治疗导致的不良医源性后果。上颌前牙是正畸源性牙根外吸收最易感、最常见的牙位（Sameshima和Sinclair 2001a）。在正畸治疗期间，受压牙周韧带中的正常血流被干扰，导致牙周组织发生透明样变。牙根表面的抗吸收屏障被巨噬细胞清除，之后，透明样变区域形成有利于吸收的环境，破骨矿细胞很容易到达并攻击周围暴露的牙骨质（Rygh 1977）。停止正畸加力时，牙根吸收也会停止。

尽管大多数正畸源性牙根外吸收累及的牙齿保持无症状，但临床医生必须注意中度和重度牙根吸收的发生。据估计，接受正畸治疗的患者中有1/3的患者发生的正畸源性牙根外吸收超过3mm，5%的患者牙根吸收超过5mm（Killiany 1999）。Kalkwarf等分析了上颌中切牙根尖吸收引起的牙周附着面积损失量，发现3mm的根尖吸收相当于牙周附着面积损失了12.9%，5mm的根尖吸收相当于损失了26.5%的牙周附着面积（Kalkwarf等 1986）。换言之，3mm的根尖吸收相当于1mm牙槽嵴顶高度丧失；随着牙根吸收进一步发展，根尖吸收与牙槽骨高度丢失的比例变为每2mm牙根吸收相当于1mm牙槽骨丢失（Kalkwarf等 1986）。

了解正畸源性牙根外吸收的易感因素将有助于临床医生在正畸治疗期间预防潜在的牙根吸收。一些常见的易感因素包括弯根牙和尖根牙、高加索人或西班牙裔人种以及成年患者的下颌前牙（Sameshima和Sinclair 2001a）。对于正畸治疗的相关因素，一篇对11项随机临床试验的系统回顾表明，正畸源性牙根外吸收与全口正畸治疗中的重力施加有关，特别是在牙齿压低移动中（Weltman等 2010）。Sameshima和Sinclair得出如下结论：在第一前磨牙拔牙的正畸治疗中，牙齿水平位移超过1.5mm和较长的治疗时间与正畸源性牙根外吸收显著相关（Sameshima和Sinclair 2001b）。

临床上，受累的牙齿可维持活髓，保持无症状。放射学检查显示尽管牙根有缩短，牙根周围间隙和周围的牙槽骨基本正常（图2.6）。一般情况下正畸源性牙根外吸收的长期预后是乐观的，除非上颌切牙的剩余牙根长度＜9mm（Levander和Malmgren 2000）。

4.2.3　根管感染引起的炎性牙根外吸收

根尖持续的炎性吸收是根管感染的并发症之一。在感染和坏死的牙髓中，微生物及其副产物在牙周韧带与根尖区暴露的牙本质附近引起炎症反应。引起硬组织吸收的因子，如巨噬细胞趋化因子、破骨细胞活化因子和前列腺素被释放，从而启动吸收过程（Tronstad 1988）。临床上，受累牙齿通常对牙髓活力测试无反应，临床可表现为根尖周炎或慢性根尖脓肿的症状。在牙根广泛吸收的情况下，可以观察到牙齿松动。X线片上一个典型的影像是受累牙牙根缩短且根尖周呈低

图2.6 （a~c）正畸治疗中及治疗结束后上颌前牙逐渐发生牙根外吸收（由加利福尼亚州洛杉矶市南加州大学Kaifeng Yin博士提供）。

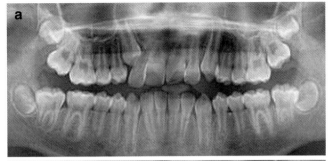
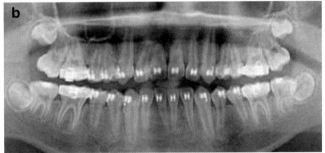
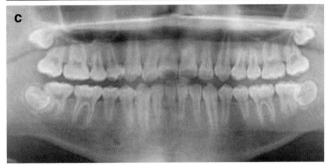

密度影像。在根管治疗失败的病例中，根管根尖部的牙体组织吸收，会导致根管充填材料的"超充"（图2.7）。

4.2.4 根管治疗牙齿的正畸源性牙根外吸收

经过正畸治疗的牙齿可能会发生牙根外吸收，尤其是上颌前牙（Sameshima和Sinclair 2001a）。与活髓牙相比，经根管治疗的牙齿是否更容易发生正畸源性牙根外吸收仍然存在争议。Bender等报道了一例经正畸治疗后上颌切牙发生严重牙根吸收，而行根管治疗后的上颌中切牙根尖吸收很少的患者（Bender等1997）。其原因可能是根管治疗过程中去除牙髓组织，以及氢氧化钙可在根尖周

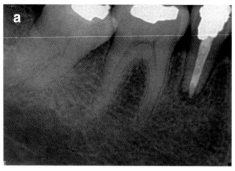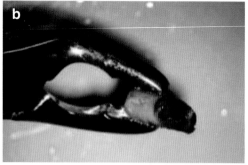

图2.7　根管治疗失败的下颌第二前磨牙根尖持续的炎性外吸收。（a）X线片显示根尖周有透射影，牙根短，充填材料"超充"。（b）拔牙后的照片显示牙根（根尖）已被吸收，变圆钝，超出的牙胶依然可见。

区域形成长期碱性环境，导致牙髓免疫反应性神经肽的缺失（Bender等1997）。然而，其他学者研究则有相反的发现。Iglesias-Linares等发现，与活髓牙相比，白细胞介素-1b基因（rs1143634）的遗传变异和白细胞介素-1受体拮抗基因的等位基因1（rs419598）的遗传变异可能使根管治疗的牙齿易发生根尖外吸收（Iglesias-Linares等2012a，b；2013）。最近，一个包括7项前瞻性和回顾性对照临床试验的Meta分析表明，与对侧活髓牙相比，经根管治疗的牙齿更少发生正畸源性牙根外吸收（Alhadainy等2019）。到目前为止，由于缺乏一级证据的研究，对现有研究得出的所有结论都需要谨慎。在明确根管治疗是否会增加正畸诱导的牙根外吸收风险时，考虑到伦理问题，双盲随机临床试验目前可能不适用。

4.3　侵袭性根颈吸收

侵袭性根颈吸收（ICRR）或牙颈部外吸收（ECRR）的特征是对牙根颈部区域产生侵袭性破坏（Heithersay 1999a）。通常认为侵袭性根颈吸收是炎性牙根外吸收的一个亚类。病理过程包括：在上皮附着下方的牙颈部附着被破坏后，富有纤维及血管的组织进行性侵袭到吸收的牙骨质、牙釉质和牙本质。Heithersay根据吸收的范围描述了侵袭性根颈吸收的临床分类（Heithersay 2004）（图2.8）。

（1）Ⅰ类——小的侵袭性吸收性病变，穿透颈部附近的浅层牙本质。

（2）Ⅱ类——界限清楚的吸收性病变，已渗透到牙冠髓室附近，但未延伸到根部牙本质。

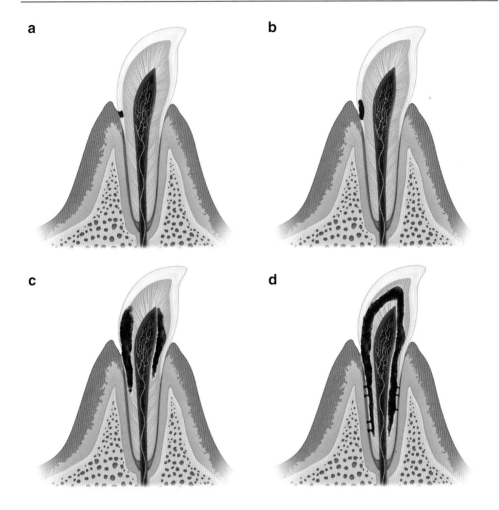

图2.8 对侵袭性根颈吸收的临床分类：（a）Ⅰ类；（b）Ⅱ类；（c）Ⅲ类；（d）Ⅳ类（摘自Hethersay 2004）。

（3）Ⅲ类——吸收性病变深入牙本质，延伸至根管冠部1/3。

（4）Ⅳ类——侵袭性吸收过程的深度和广度超过根管冠部1/3。

侵袭性根颈吸收的病因尚不清楚，但许多潜在的易感因素已被提出。基于对222名患者中257颗有侵袭性根颈吸收的牙齿的调查，Heithersay评估了10个潜在的易感因素，包括正畸治疗、创伤、牙冠内漂白、未萌或部分萌出牙齿的拔除术、牙周根面刮治及平整、磨牙症、迟萌牙、发育缺陷、冠内修复，以及其他潜在因素（Heithersay 1999a）。在所有因素中，正畸治疗是最常见的单一因素（21.2%的患者和24.1%的牙齿）。在正畸治疗合并其他易感因素的患者中，患者的发病率增加到26.2%，受检牙齿的患病率增加到28.4%。正畸治疗后，侵袭性根颈吸收最常见的患牙是上颌尖牙、上颌切牙和下颌磨牙。正畸治疗的牙齿中引起侵袭性根颈吸收的潜在机制尚不清楚。一种可能的机制是，在正畸过程中施加过大的应力可能导致牙周组织局部坏死，并启动牙周韧带中的单核前体细胞分化为破骨矿细胞（Heithersay 1999a）。其他研究人员提出了侵袭性根颈吸收可能与正畸治疗期间牙移动量之间存在相关性（Dudic等 2017）。Dudic和同事设计了一项分口对照试验，比较了59颗颊向移动的前磨牙和对侧对照牙的颈部吸收发生率（Dudic等 2017）。结果表明，对前磨牙施加1N（约101g）的力；8周后，牙颈部受压部位牙根吸收严重，牙移动更大（Dudic等 2017）。其他潜在的易感因素包括创伤（14.0%的患者和15.1%的牙齿）和牙冠内漂白（4.5%的患者和3.9%的牙齿）。在采用多学科治疗的患者中，创伤和其他因素占患者的25.2%，占评估牙齿的25.7%（Heithersay 1999a）。

　　临床上，侵袭性根颈吸收通常保持无症状，除非患牙的牙髓组织暴露于微生物的感染中（Heithersay 1999b）。在早期阶段，病变表现为牙龈边缘有轻微不规则的缺损，伴有软组织侵犯，在牙周探诊时出血。X线片可能检测到也可能检测不到与该病损相对应的放射透射区。此阶段病变组织的病理学特征通常表现为牙本质表面附近有大量血管的纤维组织和破骨矿细胞。随着纤维血管组织的出现，骨样钙化组织沉积在吸收区和吸收组织内出现纤维–骨组织（Heithersay 1999b）。在后期，由于覆盖在吸收组织上的牙釉质逐渐变成空壳，受累牙冠开始出现粉红色变色。随着吸收的发展，病变继续侵袭牙齿的根管部分，形成进入根管周围牙本质的吸收通道。这些通道随后与牙周韧带相互连接，使病变向根尖延伸。当吸收更广泛时，吸收灶与口腔之间相通，微生物开始入侵，从而引发炎症反应，其特征是吸收区域有急性或慢性炎症细胞浸润。然而，由于抗侵袭层（前期牙本质）的保护，牙髓组织可能保持无症状或无炎症状态（Heithersay 1999b）。如果前期牙本质层受损且不再抵抗侵袭，牙髓间隙最终可能会被纤维血管组织侵犯（Heithersay 1999a）。

　　侵袭性根颈吸收常被误诊为发生在牙髓腔的一种牙根内吸收，称为粉红色牙齿（马默里牙）（图2.1），因为这两种类型的吸收都可能是由于大量血管组织侵袭而表现为受累牙冠粉红色变色（Heithersay 1999b）。然而，无论是牙髓组织的内部吸收还是牙周组织的外部吸收，正确认识吸收的来源对于早期发现和干预牙根吸收过程都至关重要。准确的诊断需要详细的临床体征和症状、影像学表现和潜在易感因素暴露史。采用平行投照技术的传统根尖周X线片可鉴别侵袭性根颈吸收和牙根内吸收。当对侵袭性根颈吸收病灶拍摄两张平行投照X线片时，改变X线光束的角度会改变辐射透光区的位置。放射透光性也遵循视差法（SLOB rule）的规律（透射度一致病损在舌侧，透射度变化相反病损在唇侧），因此有助于确定病变在颊侧或舌侧的位置。相比之下，牙根内吸收保持在根管形状的中心，当成角度的根尖周X线片上，其透射区位置不变。

与传统X射线相比，锥形束计算机断层扫描（CBCT）是一种辐射剂量相对较低的、可以提供三维图像的新技术。借助CBCT图像，可以更准确地实现早发现、内吸收和外吸收之间的鉴别诊断、吸收阶段的识别和治疗计划的确定（Patel和Dawood 2007）（图2.9）。

治疗侵袭性根颈吸收的目标是使吸收过程终止，并根据吸收的严重程度和波及范围，通过非手术或手术治疗重建吸收性缺损（Heithersay 2004）。如果发生牙髓炎或牙髓坏死，非手术治疗和手术治疗都可能需要根管治疗。Heithersay（1999c）提出的非手术治疗方案包括在吸收组织上局部应用90%三氯乙酸水溶液，彻底刮除吸收组织，并使用玻璃离子材料、复合材料或汞合金修复缺损（Heithersay 2004）。当吸收性病变太广泛时，需要进行外科手术。进行牙周翻瓣手术以暴露病变区，然后应用三氯乙酸和刮治术进行治疗（Heithersay 2004）。因为牙周再附着需要修复材料提供有效的牙周组织密封和愈合，所以手术治疗中修复材料的选择应不同于非手术治疗。三氧化矿物聚合物（mineral trioxide aggregate，MTA）因其优越的生物相容性和密封性而被推荐用于侵袭性根颈吸收的手术修复（Pace等 2008）。一种替代外科手术的方法是应用正畸牵引技术，从而获得病损区域的更好暴露。

侵袭性根颈吸收的预后在很大程度上取决于其吸收的广泛性。Heithersay对94名患者进行了随访，其中101颗患侵袭性根颈吸收的牙齿接受了90%三氯乙酸水溶液、刮治术、玻璃离子修复术和/或根管治疗（Heithersay 1999c）。Ⅰ类、Ⅱ类病例的成功率均为100%，Ⅲ类、Ⅳ类病例的成功率分别为77.8%、12.5%。因此，早期发现和谨慎选择病例对预后至关重要。

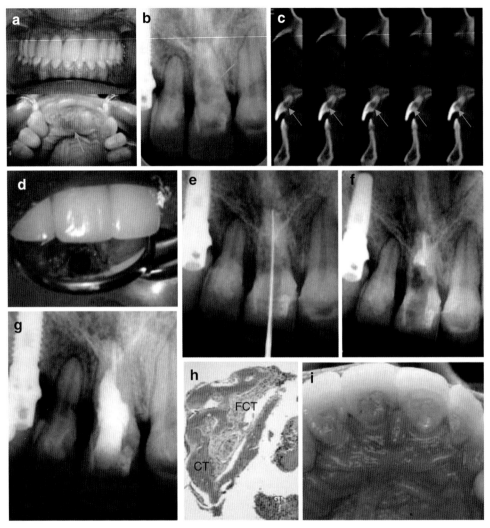

图2.9　上颌右中切牙侵袭性根颈吸收，有外伤史及正畸治疗史。（a）腭侧牙颈部肿胀（箭头所示）。（b）X线片显示颈部区域弥漫性透射区（箭头所示）。（c）CBCT扫描显示腭侧牙颈部吸收缺陷与牙周骨质丧失相关（箭头所示）。（d）侵袭牙髓腔后的临床照片。（e）根管治疗。（f，g）用三氧化矿物聚合物（MTA）修复根管和再吸收缺损。（h）软组织病理检查显示纤维成形性结缔组织（FCT）、肉芽组织（GT）和钙化组织碎片（CT）。（i）根管治疗和穿孔缺损修复后的临床照片（由加利福尼亚州洛杉矶市南加州大学的James Simon博士、Rafael Roges博士和其他牙体牙髓医生提供）。

4.4 替代性牙根外吸收或牙齿固连

最严重的外吸收类型是牙齿固连和替代性牙根外吸收（ERRR）。当牙周韧带广泛坏死，或者超过20%的牙根表面牙周韧带受累时，就会发生牙齿固连和替代性牙根外吸收（Tronstad 1988；Andreasen和Kristerson 1981）。机械损伤、物理损伤（即全脱位后延长干燥时间）或化学损伤（对全脱位牙齿的储存溶液不当）均可引起牙周韧带的坏死。Andreasen和Kristerson研究了在绿疣猴的切牙移除牙周韧带再植后的效果，并得出结论，牙周韧带面积损失9～16mm^{2}会导致持续的牙齿固连（Andreasen和Kristerson 1981）。

有时，牙齿固连和替代性牙根外吸收是同义的。然而，牙齿固连和替代性牙根外吸收是吸收过程的两个阶段。牙齿固连患者仅有牙周韧带缺失和骨与牙根表面的融合，而替代性牙根外吸收的特点是骨组织替代了吸收的牙骨质和牙本质。当牙根发生固连时，坏死的牙周韧带失去其作为牙根表面保护层的活性。在牙根表面吸收后，牙本质暴露，正常的牙槽骨重建过程不加区分地累及到周围的骨和可直接接触到的牙本质。

牙齿固连和替代性牙根外吸收最常见于移位、挫入、根折和全脱位的患者（Andreasen JO和Andreasen FM 1992）。全脱位伤中的替代性牙根外吸收发生率高达51.0%（Souza等 2018）。全脱位伤的病例中，在口外时间超过1小时、夹板固定时间延长超过10天、夹板坚硬和发育完成牙齿根管治疗的延迟，都是导致牙齿固连和替代性牙根外吸收的危险因素（Von Arx等 2001；Kinirons等 1999）。

临床上可以通过牙齿动度消失和叩诊时发出金属声来识别固连的牙齿。放射学上，牙齿固连的患者有时可以看到正常牙周膜间隙消失，骨与牙根表面融合，而替代性牙根外吸收患者的牙根表面则有典型的虫蚀样外观。在儿童和青少年中，因为相邻牙槽嵴随着相邻牙齿的萌出而不断发育，所以发生牙齿固连时，固连部位的牙齿通常伴低位咬合（Steiner 1997）。当低位咬合变得明显时，考虑到长时间保留这种牙齿可能会导致严重的垂直缺陷，应拔除固连的牙齿（Steiner 1997）。拔除患有替代性牙根外吸收的牙齿时间应该是在青春期生长高峰期开始，通常女孩为10.5～13岁，男孩为12.5～15岁（Darcey和Qualtrough 2013）。然而，拔除固连的牙齿是非常困难的，通常需要外科手术。在更糟糕的情况下，可能会导致固连的骨大量丢失，考虑到上颌骨颊侧骨板较薄的特征，拔除固连牙齿会导致更多的牙槽突缺损（Malmgren等1984）。

在青少年中，一种称为去冠术的方法是拔除牙齿固连和/或替代性牙根外吸收牙齿的合适替代方法（Malmgren等1984）。这种方法可以在轴向和垂直向上完全保留牙槽突，从而为未来的种植体修复计划提供了可能（Filippi等2001）。然而，如果未来的正畸治疗计划涉及关闭固连位置的间隙，临床医生不应考虑去冠术（Darcey和Qualtrough 2013）。这个手术过程分为两个阶段，包括去除牙冠和保留牙槽骨内的牙根。如果对患牙进行了根管治疗，则必须清除根管内的所有牙髓充填材料。牙髓封闭剂和充填材料可能会产生刺激，并成为潜在的感染源，延迟骨愈合。结缔组织可以侵袭干净、空的根管，特别是当根管内充满血液时，因此随着时间的推移，骨最终可以替代牙根。

去冠术的过程包括（Malmgren等1984）（图2.10）：

（1）术前进行放射线检查。

（2）局部麻醉下，颊侧翻全厚黏骨膜瓣。

（3）使用带喷水装置的旋转手机在釉牙骨质界处去除牙冠。

（4）用无菌生理盐水持续冲洗，将牙根冠状面光滑切割至牙槽骨边缘下方
    1.5~2.0mm处。

（5）如果曾行根管充填，需要清除根管内的所有根管材料，消毒根管，并刺激
    根尖使其出血。

（6）使血液充满整个根管。

（7）重新定位黏骨膜瓣。

（8）缝合黏骨膜瓣。

（9）进行术后放射线检查。

（10）1周、3周和12周后进行临床随访，6个月、12个月和18个月后进行放射学
    随访。

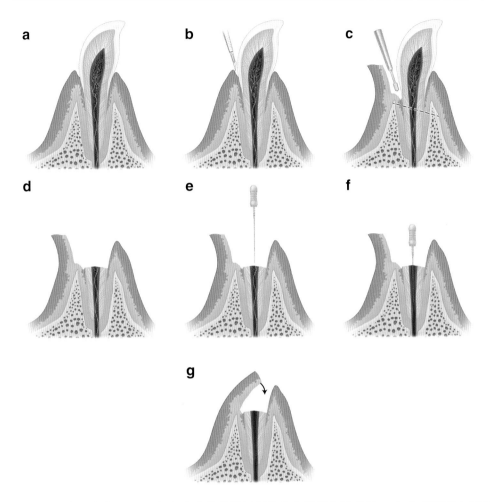

图2.10　去冠术的过程。（a）发生替代性牙根外吸收的牙齿示意图。（b）颊侧翻全厚黏骨膜瓣。（c，d）用无菌生理盐水持续冲洗，将牙根冠状面光滑切割至牙槽骨边缘下方1.5～2.0mm。（e）如有需要，清除根管内的所有根管材料，消毒根管，并刺激根尖使其出血。（f）使血液充满整个根管。（g）重新定位黏骨膜瓣，缝合黏骨膜瓣。

第 3 章 病因学

Etiology

Glenn T. Sameshima

（1）正畸治疗过程中，因矫治力导致牙根吸收的影响因素非常复杂。在过去的几十年里，学者们进行了大量的相关研究，但目前仍未明确其发生机制。看似矛盾的是，牙根吸收在正畸治疗中较为普遍，但严重的牙根吸收在临床治疗中极为少见。任何造成牙周膜或牙髓发生炎症反应的损伤都可能导致牙根吸收的发生。如本书第2章所述，牙根吸收通常分为内吸收和外吸收。其中，牙根内吸收又可分为两种类型：炎性牙根内吸收和替代性牙根内吸收。这些牙根内吸收通常继发于牙髓损伤，与正畸牙移动无关。牙根外吸收则分为4种类型：牙根表面吸收、炎性牙根外吸收、侵袭性根颈吸收及替代性牙根外吸收或牙齿固连。牙根表面吸收，是指在正常生理活动（如咀嚼）中，牙根表面发生的持续性吸收和修复的过程。炎性牙根外吸收包括所有由炎症导致的牙根吸收，如正畸牙移动、外伤等引起的吸收。这种类型的吸收发生在有牙周组织附着的牙根表面任何地方。正畸医生最关心的是这一类型牙根外吸收的发生。

（2）在正常的正畸牙移动过程中，作用于牙周膜的压应力和张应力会激发一系列连锁反应，从而引起适宜于牙移动的骨重塑活动。而外吸收就是在骨吸收和沉积这一生理过程中产生的副作用。在炎症初始阶段，破骨矿细胞聚集于牙根压应力侧，随后破牙骨质细胞吸收牙骨质，这种现象是牙移动中

G. T. Sameshima (✉)
Advanced Orthodontics, Herman Ostrow School of Dentistry of the University of Southern California, Los Angeles, CA, USA
e-mail: sameshim@usc.edu

© Springer Nature Switzerland AG 2021
G. T. Sameshima (ed.), *Clinical Management of Orthodontic Root Resorption*,
https://doi.org/10.1007/978-3-030-58706-2_3

正常且不可避免的。一旦正畸力出现衰减，分布在牙根表面的破牙骨质细胞就会被成牙骨质细胞取代，继而牙骨质发生修复（图3.1）。这种持续的、循环的、沿牙根表面的吸收/修复过程通常不会影响牙齿的健康和使用寿命（图3.2）。研究表明，更轻的矫治力在牙根表面产生凹坑状吸收通常较重力更少（Darendeliler等2004）。然而，在易感个体中，上述牙根吸收/修复的过程会被破坏（图3.3）。此外，根尖发生的吸收/修复过程也是不同的，但其原因尚不明确。一旦牙根吸收开始于根尖或其邻近区域，就不一定总能修复。其原因可能是吸收导致了根尖区牙本质暴露，或者吸收波及了穿过根尖孔的牙髓。根尖区具有多孔且复杂的表面结构。研究表明，根尖区牙骨质的组成是不同的，该现象可能是因为压力作用于来自牙髓中的神经血管束而产生的。区分牙根外吸收发生的部位很重要，因为在牙根表面吸收是发生了的牙根表面修复过程，却未必能在根尖吸收时发生修复。为了区分这种发生在根尖的特殊吸收类型，我们将其命名为根尖外吸收（EARR）。

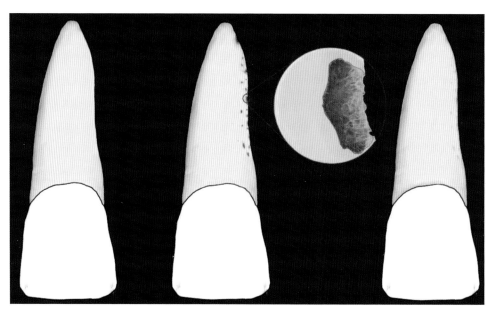

图3.1 牙根表面吸收的循环。左：施力前，牙根表面光滑。中：牙移动中，压力侧破骨细胞引起牙根表面吸收形成陷窝（棕色点）。放大图显示了压力侧牙根表面的吸收陷窝（拔除正畸移动中的牙，扫描电镜下的图像）。右：正畸停止加力后，牙根表面自我修复并恢复到牙移动前水平（淡棕色斑点表示受损区域正在愈合）。

图3.2　牙移动过程中的牙根表面吸收/修复循环。

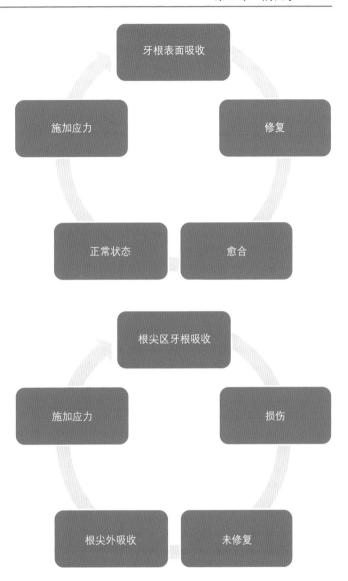

图3.3　根尖区牙根吸收进展示意图：根尖区与牙根表面不同，当单个或多个因素导致不可修复的损伤时，牙根吸收/修复平衡被破坏，从而造成永久的不可逆的根尖吸收。如果继续施力且这些因素仍然存在，根尖吸收程度将加重。

（3）多年来，我们对根尖外吸收病因学的理解在不断加深。自Angle时代以来，根尖外吸收一直是研究热点，并且生物力学被认为是主要原因。根据Wahl（2005）报道，维也纳学者Albin Oppenheim，后来在南加州大学工作，于1936年就曾撰写过的关于正畸过程中牙根吸收的内容。临床观察发现，患者的某些个体因素可能是根尖外吸收的病因。并且从20世纪50年代到20世纪80年代，当时主流的观点认为青少年女性为高风险人群，但这个结论的得出是由于当时绝大多数正畸患者为青少年女性。随着遗传学时代的到来，学者们发现许多病例具有个体易感性，这都源自基因或表观遗传学的影响。然而2015年Sharab等的研究却未发现能预示可能发生根尖外吸收的遗传因素。图3.4和图3.5的总结对1980年和2020年根尖外吸收病因学观点进行了比较。

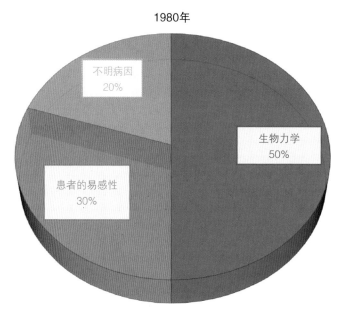

1980年

图3.4　根尖外吸收病因（1980年）。多数观点认为是牙医使用正畸矫治器加力导致了牙根吸收。

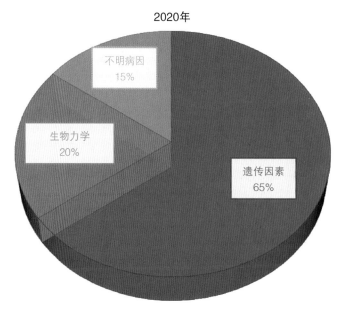

2020年

图3.5　根尖外吸收病因（2020年）。绝大部分观点认为，理论上牙根吸收的发生主要为遗传因素和生理因素。遗传学包括了大多数诊断危险因素，见第5章。

　　牙骨质在牙根吸收中的作用至关重要，但其生物学机制仍不清楚。关于这方面的研究并不多。我们大部分的认知源于半个世纪前的文献报道。牙骨质有两种：细胞牙骨质和无细胞牙骨质。两者似乎都没有在根尖吸收中发挥重要作用，必须再次强调的是根尖外吸收不同于牙根表面吸收。为什么呢？任何一本口腔解剖学教材都能给出答案。根尖结构复杂，并不是一个规则开放的尖端，其表面通常呈多孔状，且不是光滑圆润的。在高倍镜下，可以观察到根尖表面的众多突起。这些突起可能是应力点和不可逆性根尖吸收的起点。

　　Brezniak 和 Wasserstein（2019）最近提出了一项理论，即当根尖发生移位时，硬组织必须用"不可逆和可逆"的机制"保护"神经血管束。他们进一步解释说，尽管正畸装置（以及咀嚼）对根尖施加了很大的压力，但牙齿不会坏死。这也解释了正畸患者常会经历短暂牙齿激惹状态，特别是在每次更换弓丝或牙套时。同时，这也解释了为什么以前受过创伤的牙齿在矫治力的作用下会突然出现症状。此外，与临床观察一致的是，根尖未发育完成的牙齿一般不会发生根尖外吸收——详见下一章。

　　病因学小结：我们已经了解牙根吸收生理学上的"原因"，但造成个体发生牙根吸收差异性的机制尚不明确。与大多数症状复杂，但发病率和死亡率低的疾病一样，根尖外吸收的发生由遗传及环境因素共同影响，其病因在未来相当长的时间内无法得出定论。

扫一扫即可浏览
参考文献

第 4 章 诊断

Diagnosis

Glenn T. Sameshima

1 根尖外吸收的检查

1.1 放射线片

高质量的检测图像是诊断和发现牙根外吸收（危险因素）所必需的。现代化的图像可以提供惊人的信息量（见第6章）。然而，考虑到费用以及射线危害等方面的因素，如今世界上大多数的口腔执业医生没有使用三维影像。在正畸临床中，普遍使用的是根尖片和全景片。

由于设备普遍且花费不高，能够垂直于牙根拍摄的X线根尖片是不错的选择。为了减少电离辐射和环境污染，拍摄时推荐采用数字化影像。前牙区根尖片应显示完整的牙根，影像具有良好的对比度、清晰度和较高的分辨率。查看影像时，使用的软件应有好的操控性以显示更好的影像，包括增强同灰度层间的辨识度，从而清晰地分辨出牙周膜和根尖组织。

数字化全景片相较于以往的胶片来说，其辐射量大大减低，且能够提供更多的诊断信息。这样的数字化资料便于在同行中共享，并且如果拍摄得较好，全景片能够很好地呈现牙根等牙体结构。Sameshima和Asgarifar的研究（2001）指出，从探查根尖外吸收的角度来说，根尖片优于全景片。但他们的研究是基于胶片资

G. T. Sameshima (✉)
Advanced Orthodontics, Herman Ostrow School of Dentistry of the University of Southern California, Los Angeles, CA, USA
e-mail: sameshim@usc.edu

© Springer Nature Switzerland AG 2021
G. T. Sameshima (ed.), *Clinical Management of Orthodontic Root Resorption*,
https://doi.org/10.1007/978-3-030-58706-2_4

料开展的。如果拍摄平面平行于牙根放置，根尖片具备牙体结构变形较少的优势。

图4.1和图4.2显示了使用全景片的一个问题。

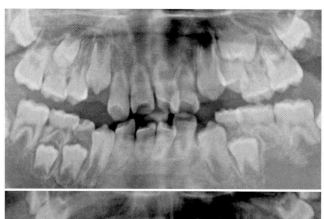

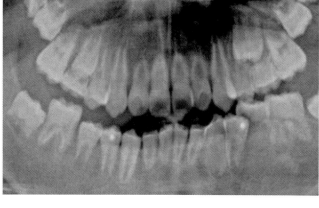

图4.1　一期治疗前后的全景片对比提示，中切牙唇倾和全景片失真对切牙牙根长度的影响。

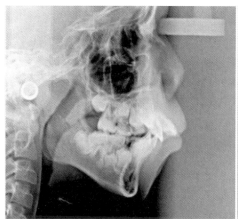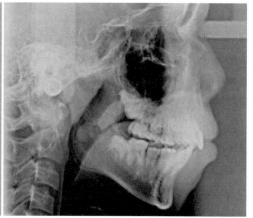

图4.2　一期治疗前后的头颅侧位片显示上下颌切牙已经从较为唇倾的状态恢复到了比较理想的唇倾度。

　　在第一张全景片中，上切牙牙根显得很短且形态异常。头侧位片显示，上切牙唇倾度较大。一期治疗后，上切牙处于较为理想的位置。虽然牙根形态依然有些奇怪，但牙根长度较为真实，显得长了很多。这种前后的变化一定程度上也归因于治疗前全景片的拍摄位置欠佳。

　　图4.3的病例同样显示了根尖片在评估牙根长度和形态方面的优越性。全景片上很难观察到上颌侧切牙根尖区的形态扭曲，但是因为下颌切牙相对于全景片的拍摄平面是前倾的，所以下颌切牙则更容易发生扭曲。

　　接下来的病例中，正畸医生将患者转诊至外科，要求手术暴露阻生的左上颌尖牙（图4.4）。外科医生认为阻生的尖牙损害了侧切牙，因此建议患者拔除左上颌侧切牙。正畸医生和患者一起重新回顾了病例资料，以确定患者的侧切牙是完好的。进一步放大的全景片显示（图4.5），侧切牙牙根是完好的。正畸医生及时发现，避免了拔除侧切牙的事故发生。治疗中全景片（图4.6）显示了尖牙被牵引至牙弓内之后长而弯曲的侧切牙牙根。

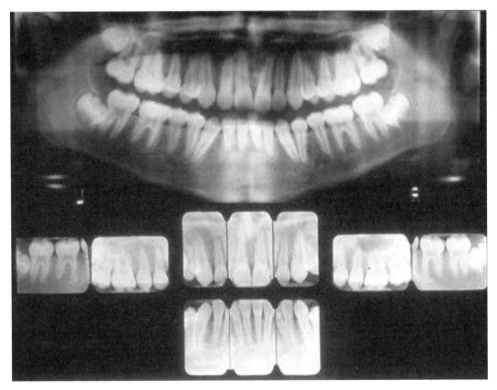

图4.3　治疗前全景片、咬翼片、前牙根尖片。

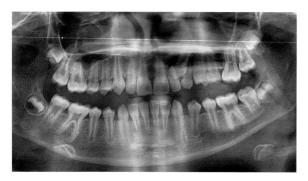

图4.4　治疗前全景片显示左上颌尖牙异位萌出。

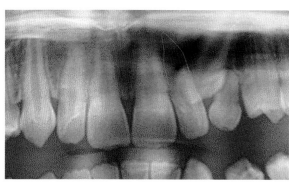

图4.5　将图4.4的全景片放大后，侧切牙牙根的轮廓可见。三维的扫描能最终确定牙根长度正常。

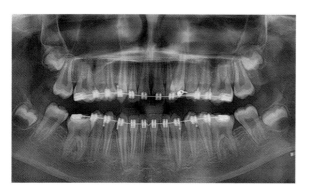

图4.6　正畸治疗开始6个月后的全景片显示侧切牙牙根是未受损的。

1.2　症状

　　执业医生们常常会问：当患者发生活跃的根尖吸收时，会出现临床症状和体征吗？他们会感觉到疼痛或是在咀嚼或讲话时感觉到异样吗？他们会有牙髓病方面的症状或者体征吗，比如冷热敏感？牙齿会变色吗？牙齿的动度会增加吗？如果有以上任何症状或体征，那么对于临床医生来判断牙根吸收是非常有用的。但是，所有这些问题的答案都是否定的。进行性的根尖外吸收不会出现疼痛。如果确实出现了牙髓损伤的情况，通常是由于咬合过重、不良修复体或者隐裂牙等问题引起的。类似的，牙齿颜色的改变往往是牙外伤或者牙髓坏死导致的。牙齿松动与牙根的长度无关，而是与牙周健康息息相关。正畸牙移动过程中，牙齿的松动度是动态变化的。当牙齿出现了较长时间的根尖移位和松动时，正畸医生需要有意识地采集治疗中的影像学资料，以监测牙齿的健康状态。

1.3　其他诊断方法

通过软件，小视野CBCT（LCBCT）可以提供非常详细的三维影像细节（见第6章）。由于涉及的配套软件及硬件快速迭代，使得CBCT辐射量越来越少，影像的图像质量也更高、更清晰，能够实时查看和分析3个维度的影像，并且用户体验也是越来越好。然而，至今还没有出现完全无电离辐射且能够用于日常诊疗的口腔影像图像采集设备。

此外，龈沟液（GCF）已成为另一种诊断依据。学者们致力于将评估唾液或者龈沟液中的生物标志物作为一种无电离辐射且能够早期监测牙根吸收的方法。一些研究者（Mah和Prasad 2004；Balducci等 2007；George和Evans 2009）发现，牙根发生进行性吸收时，龈沟液中牙本质磷蛋白（dentin phosphoprotein）的表达水平降低，并且在生理性的乳牙吸收以及病理性的正畸牙根吸收过程中均会发现这种表达变化。2019年发表了一篇系统评价，详细总结了现今研究者对龈沟液在牙根吸收诊断方面的认识。在这篇系统评价中，有7篇文章符合纳入标准。研究结果表明，牙本质磷蛋白是一种潜在的生物标志物；而其他大分子蛋白，比如牙本质涎磷蛋白（dentin sialoprotein）则可能不是相关的生物标志物（Tarallo等 2019）。Ramos Sde等（2011）以及Yoshizawa等（2013）学者发表了文章，指出唾液里含有一些血液里也含有的生物标志物，或许可以用来评估牙根外吸收的发生与否。

2　如何测量牙根吸收量

直接在治疗前和治疗后的影像学图像上进行毫米级的测量，是存在误差的。有些研究用个性化的夹具使根尖的位置标准化，使得治疗前后的根尖片拍摄的方向与牙冠保持不变。但是这种方法有其局限性：倾斜的牙齿难以测量，而且牙根的中心或许是模糊不定的。大多数研究测量的是牙齿切缘的中点至根尖的距离（图4.7中距离C）。另一种常用的方法是首先找到近中和远中的釉牙骨质界，将这两个点连成线，然后测量其连线中点至根尖的距离（图4.7中距离A）。以上两种方法均会产生误差，并且后者能否增加测量的精确性和准确性尚存争议。此外，还有较为主观的方法：测量者观察治疗前后的影像学图像，然后用较为主观

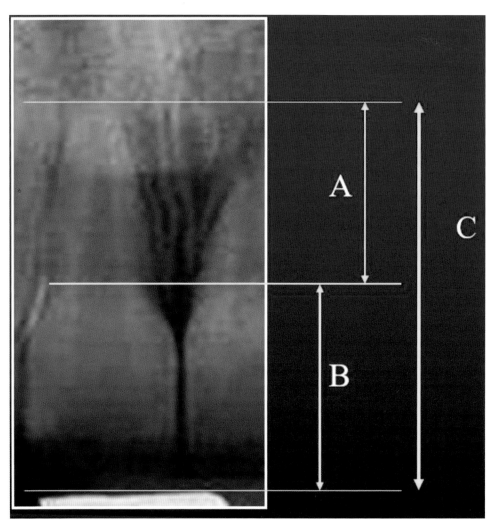

图4.7　治疗前后根尖片测量牙根吸收量的常用方法。或许切缘中点至根尖的距离测量（距离C）是最准确的。

的标准衡量是否发生了牙根变短。这种方法可以用于治疗前影像资料缺乏的情况，但显然是缺乏准确性的。有些已发表的研究仅用治疗后的影像学图像作为研究对象主观地评估了牙根吸收量。

3　什么是严重的牙根吸收

我们在第3章中提到，每颗牙齿在正畸牙移动过程中都会出现牙根表面吸收。但是其中的一些牙齿会不会比另一些牙齿发生牙根吸收的风险性更高？对于这个问题，大量针对不同人群的调查结果给出了一致的答案——上颌切牙最容易发生牙根吸收。而这其中，首先上颌侧切牙是最高发的牙位（Sameshima和Sinclair 2001；Sameshima和Sinclair 2004；Vlaskalic等 1998；Brezniak和Wasserstein 2002；Krishnan 2017），其次是上颌尖牙，再次是下颌尖牙和切牙。而磨牙如果发生了根尖外吸收，最常见的部位是第一磨牙的近中根（表4.1）。

那么，为什么上颌侧切牙成为牙根吸收最高发的牙位呢？首先，侧切牙的牙根在所有牙齿中最易发生弯曲。其次，由于上颌侧切牙在牙弓中所处的重要位置，其根尖在三维空间中的动度是最大的。同时，上颌侧切牙很容易呈现出譬如锥形、桶状等奇怪的形状。本书第10章中，也会提到上颌侧切牙。在上颌尖牙萌出的过程中，上颌侧切牙的牙根时常会受到破坏。

表4.1　根尖外吸收平均值（数据来源于Sameshima和Sinclair 2001）

前牙：牙根吸收平均值	
上颌中切牙	1.27mm
上颌侧切牙	1.52mm
上颌尖牙	1.16mm
下颌中切牙	0.69mm
下颌侧切牙	0.84mm
下颌尖牙	0.91mm
后牙：牙根吸收平均值	
上颌第一磨牙	0.11mm
上颌第二前磨牙	0.23mm
上颌第一前磨牙	0.10mm
下颌第一磨牙	0.42mm
下颌第二前磨牙	0.55mm
下颌第一前磨牙	0.37mm

据文献报道，上颌切牙（大多数牙根吸收的牙齿）的平均根尖外吸收量为1.2～1.4mm。至于是什么导致了严重的牙根吸收，目前尚缺乏统一的标准。Lee等（2003）发表的文章指出，全科医生认为当牙根变短的比例超过35%时应终止正畸治疗；正畸医生则不那么保守，这意味着他们在终止治疗之前，会允许超过35%的牙根吸收出现。

通常对于一颗长度正常、牙周健康的牙齿来说，牙根吸收的严重程度如表4.2和图4.8所定义。

表4.2　根尖外吸收的严重程度

< 2mm	轻度吸收
2～4mm	中度吸收
> 4mm	重度吸收

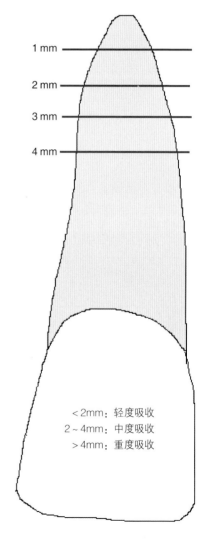

图4.8　在根尖片上上颌中切牙的牙根吸收程度分级：< 2mm：轻度吸收；2～4mm：中度吸收；> 4mm：重度吸收。

例如，Brin等（2003）发现11%的中切牙和14%的侧切牙出现了中度至重度的牙根吸收（＞2mm）。Sameshima和Sinclair（2004）也报道了类似的发现。

牙根表面积和牙根吸收严重程度的关系：假定牙根根尖1/3的形态是抛物线，牙冠2/3是圆柱体，那么根尖1/3的吸收相当于牙根表面积1/3的减少。然而，如果我们假定整个牙根形态是一个抛物线，那么牙根吸收1/3时，表面积的减少比例仅为23%；当牙根吸收达根长的50%时，牙根表面积减少约39%；当根尖外吸收达根长的2/3时，牙根表面积减少约57%。如果两颗牙齿的形态相同，其中一颗的根长是另一颗的2倍，那么较短的牙齿其牙根表面积减少的比例是62%，而不是50%。长远来看，牙根的表面积是非常重要的，因为它决定了将牙根锚定于牙槽骨牙周膜中的纤维数量。

4　短根异常

4.1　短根异常的诊断

我们能够移动牙根较短的牙齿吗？至今没有证据表明牙根较短的牙齿具有更高的牙根吸收风险。曾经有一项研究提出根尖外吸收的发生率与牙根长度呈正相关，然而没有其他研究证实这一论断。虽然牙根短不代表风险高，但是如果发生根尖外吸收，所产生的后果显然更值得关注。个别一两颗牙齿变短可能是由于之前发生过牙外伤等原因引起的，而口内多颗牙齿牙根变短则意味着可能有遗传方面的潜在因素。

辨别有个别短根牙的患者和短根异常的患者是非常重要的。短根异常现已被明确报道，每位牙医必须能够清晰诊断和识别。Volmer Lind 在1972年提出了"短根异常（SRA）"的概念。他将短根异常定义为：异常变短且形态丰满的牙根，通常出现在上颌中切牙，其他牙位很少出现（Lind 1972）。Apajalahti等（2002）调查了北欧地区的2000名学生，发现短根异常的患病率约为1.3%。他们将短根异常定义为上颌中切牙的冠根比≥1。Apajalahti等（1999）认为，短根异常的发生是一种家族性疾病。虽然具体的遗传模式及相关联的基因家族尚未明确，但Nayak（2018）的一篇论文证明了白细胞介素家族和短根异常之间的联系。Nayak对26名有短根异常和26名无短根异常的患者进行了队列研究。利用基因组DNA样本，发现短根异常组的所有患者在+3954处的IL-1β基因多态性都表现出CC基因型。已有报道显示这种基因型与牙根增多相关。同时，该研究团队发现，西班牙裔人更容易发生短根异常，且在+3954处有相同的基因型。他们总结指出，由于这种基因型西班牙裔患者更容易发生正畸牙根吸收（见第5章"个体特征"一节）。Puranik等（2015）在对大量的西班牙裔患者进行长达多年的随访观察后，得出了相似的结论。Wang等（2019）的研究结果显示西班牙裔人群中短根异常的显著性并不突显，与其他人种相比，所有西班牙裔牙齿的根冠比相对较小。亚洲患者短根异常的患病率至今不详，但似乎要比高加索人高。由于特发性牙根吸收、短根异常、解剖性的短牙根（或者相关综合征）三者之间的界限模糊，这些文献可能会令人困惑。

那么，短根异常是根尖外吸收的一个危险因素吗？大家一直有这方面的怀疑，甚至提出假设，因为短根异常中切牙牙根形状通常较奇怪。早在1972年，Lind就曾提出短根异常更容易发生根尖外吸收。然而，康涅狄格大学Cutrera等研究者（2019）对比了23名短根异常患者和26名无短根异常患者的治疗前后CBCT，未发现明显组间差异。

4.2　小结

（1）患者上颌中切牙牙根短而钝或许是短根异常。其他牙位，以第二前磨牙最为常见，其牙根的影像学表现比正常短。

（2）短根异常与特发性牙根吸收的鉴别诊断非常重要。因为后者确实存在牙根吸收，而前者则是天生的牙根长度较短。

（3）康涅狄格大学的研究提示，上颌中切牙短根异常并不意味着根尖外吸收发生的风险增加。当然，这需要更多研究加以证实。

（4）有证据表明，短根异常在西班牙裔中更为常见。

临床病例1

女性患者，10.1岁。正畸治疗前牙列存在轻度拥挤和牙齿扭转。因上颌前突拔除第一前磨牙，固定矫治器治疗2年。上颌中切牙冠根比略小于1。第二前磨牙未发育完成，但从当前阶段能够看出，其牙根偏短（图4.9和图4.10）。

图4.9　治疗前全景片（临床病例1）。

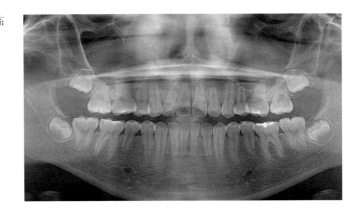

图4.10　0.022英寸直丝弓托槽治疗20个月后的全景片（临床病例1）。治疗结束前行短时间橡皮圈牵引。弱支抗。上颌切牙根尖形态稍显圆钝。第二前磨牙牙根较短。这是一个短根异常的病例吗？这名患者中切牙稍偏短，且为西班牙裔女性患者。

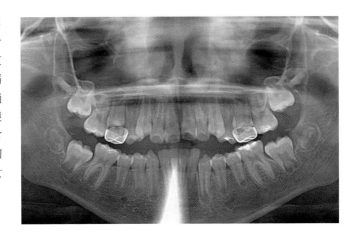

临床病例2（图4.11）

西班牙裔男性患者，10岁。全身病史无特殊。无外伤史。主诉：牙列拥挤，尖牙阻生。头影测量数据提示牙槽骨前突。正常覆盖，Ⅱ度深覆𬌗。治疗计划：拔除第一前磨牙，固定矫治，0.018英寸直丝弓托槽。

临床病例3

西班牙裔女性患者，12岁。主诉：牙齿不美观。无既往正畸治疗史。有过敏史。有口呼吸习惯，舌位靠前。否认其他不良习惯。

临床检查：前牙骨性开𬌗，牙列拥挤，面型不佳。口腔卫生情况差。上牙列中度拥挤。CR位时双侧后牙反𬌗（图4.12和图4.13）。治疗前全景片提示存在与短根异常相关的表现。

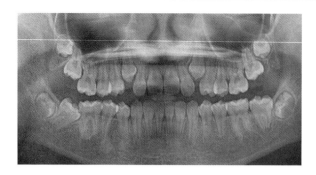

图 **4.11**   治疗前全景片（临床病例 2）显示较短的前磨牙以及非常短的上颌中切牙和侧切牙。中切牙牙根很尖。下颌第一和第二前磨牙区可能存在致密性骨炎。这个病例将被诊断为短根异常。

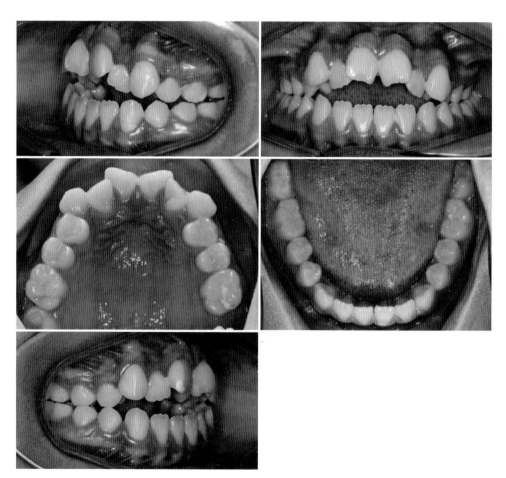

图4.12   治疗前口内片（临床病例3）。

图 4.13 治疗前全景片（临床病例3）。这显然是一个短根异常的病例。这名患者存在牙根吸收的风险吗？这里牙根吸收的危险因素有：西班牙裔种族、异常的牙根形态、Le Fort Ⅰ手术史。短根异常可以作为一个单独的危险因素吗？

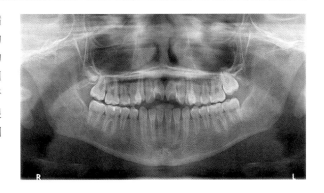

临床病例4

西班牙裔女性患者，10岁。因上颌右侧尖牙阻生由全科医生转诊至正畸医生。从治疗前全景片上看（图4.14），其上颌中切牙牙根较短，可以诊断为短根异常。所有第一前磨牙发育均不完全，而且即使发育完全，牙根可能还是相对较短的。

临床病例5

西班牙裔女性患者，22岁。短根异常。Ⅱ类错𬌗，牙列拥挤，深覆𬌗，深覆盖。上颌中切牙、上颌前磨牙、下颌第二前磨牙较短。上颌右侧侧切牙牙根被正在萌出的尖牙压迫发生吸收（图4.15和图4.16）。

图4.14 短根异常治疗前全景片（临床病例4）。

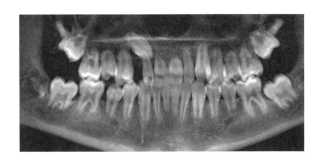

图4.15 治疗前全景片（临床病例5）。

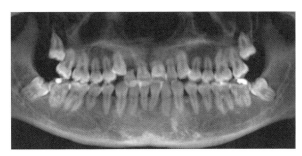

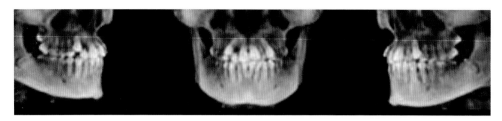

图4.16   CBCT影像（临床病例5）。

5   根尖外吸收与牙周病

正畸牙移动过程中的根尖外吸收与牙周炎无直接关系。牙槽骨发生垂直向显著吸收后，牙齿的阻抗中心将发生改变，下一章节将对比更多的其他危险因素，做更深入的阐述。虽然不能将较差的口腔卫生情况作为影响牙根外吸收的直接因素，但是口腔卫生情况差对牙根吸收肯定是不利条件。

临床病例6   牙周炎与牙根外吸收（图4.17和图4.18）

成年患者，26岁，Ⅱ类错殆。无其他危险因素。因为牙列拥挤，牙颌前突，已拔除4颗第一前磨牙，固定矫治器矫治。总体治疗时间持续了28个月。正畸治疗开始前，该患者2颗上颌中切牙间存在牙周组织缺损，且已经接受了8年的牙周治疗。正畸治疗结束后，患者右上颌中切牙出现了4mm的根尖外吸收，左上颌中切牙出现了1mm的根尖外吸收。垂直向牙槽骨吸收加剧。牙齿没有出现明显

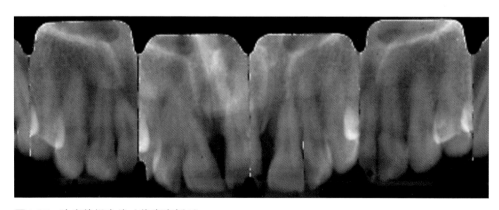

图4.17   治疗前根尖片（临床病例6）。

的松动。太平洋大学正畸科主任、牙周医生与正畸医生认证委员会主任Robert Boyd曾经说过："牙周病所导致的1mm垂直向牙槽骨吸收，要比3mm的牙根吸收更为糟糕。"

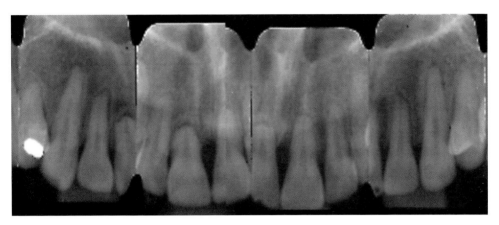

图4.18　治疗后根尖片（临床病例6）。

扫一扫即可浏览
参考文献

第 5 章 危险因素

Risk Factors

Glenn T. Sameshima

1 简介

临床医生常关心的问题包括：①是否存在某些因素可以用作高风险患者的鉴别；②是否有方法可以用于根尖外吸收的缓解及预防；③如何提前告知患者牙根吸收的风险。根尖外吸收通常是在治疗后发现的（图5.1）。本章将对现有实践经验进行总结以帮助回答第一个问题——如何识别高风险患者。本章内容将结合循证，但也包括世界各地许多临床医生多年的临床治疗经验和病例，总结涉及的危险因素详见表5.1。

2 诊断相关危险因素

2.1 根尖外吸收的家族病史

在第3章中，我们已经了解到遗传因素在根尖外吸收的发病过程中起着很大的作用。但如何应用于临床实践呢？目前尚未确定根尖外吸收的某个或某组特定致病基因，即使进一步确定，我们又该如何进行可靠性检测呢？应用遗传学原理判断根尖外吸收中的方法很简单——如果您的家庭成员在治疗过程中出现了大量

G. T. Sameshima (✉)

Advanced Orthodontics, Herman Ostrow School of Dentistry of the University of Southern California, Los Angeles, CA, USA

e-mail: sameshim@usc.edu

© Springer Nature Switzerland AG 2021

G. T. Sameshima (ed.), *Clinical Management of Orthodontic Root Resorption*,

https://doi.org/10.1007/978-3-030-58706-2_5

的根尖外吸收，那么您的兄弟姐妹发生根尖外吸收的概率将比未出现此类情况的家庭要高得多。如果您的父母曾有"戴牙套后牙根变短"的经历，则您根尖外吸收的风险也会增加。

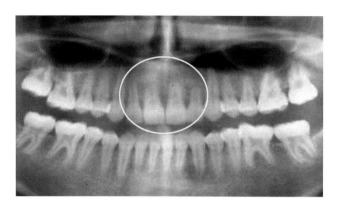

图5.1　这是一例选用直丝弓固定矫治器进行非拔牙矫治20个月后的全景片。临床医生关心的是，是否存在某些治疗开始前即可发现或观察到的指标提示患者有牙根外吸收的发生风险，以避免全景片中度至重度根尖外吸收的发生（累及3颗上颌切牙，吸收达到根长50%）。

表5.1　根尖外吸收的危险因素

诊断相关危险因素
1.根尖外吸收的家族病史
2.已知的阳性病史
3.牙根形态异常
4.垂直向问题
5.过大的覆盖
6.个体特征
7.外伤史
治疗相关危险因素
1.根尖移动
2.治疗时间过长
3.拔牙病例
4.绝对的压低移动
5.过重的矫治力
其他疑似危险因素
1.外科手术病例
2.阻生牙
3.过大的转矩
尚无证据表明会影响牙根吸收风险的因素
1.错𬌗畸形的类型
2.矫治器的类型
3.槽沟尺寸
4.弓丝
5.（口腔）习惯
6.横向扩弓（除非医生经历过导致牙根吸收的病例）
7.Hawley 保持器
8.无托槽隐形矫治器
9.加速正畸的治疗

2.2　已知的阳性病史

尽管缺乏既往文献中的确凿证据支持，但有内分泌病史的患者牙根吸收的风险可能更高。其实从理论上讲，任何直接或间接影响牙移动的因素都可能对牙根吸收的发生产生一定的影响。

（1）甲状腺和其他内分泌问题——有病例报告和学术交流成果表明这可能会增加牙根吸收的风险。临床医生应该意识到，大多数内分泌问题及其治疗措施会影响牙移动的生物学过程。

（2）硬组织及结缔组织疾病——大量服用消炎药或抗骨质疏松药会阻碍正常的牙移动，此类患者不应进行正畸治疗。但如果他们已经开始正畸治疗，可能会由于根尖运动受阻而导致根尖外吸收减少；毫无疑问还存在由于临床医生未考虑到上述情况，可能因此施加更大的力以应对牙移动受阻，从而导致根尖外吸收的增加。

（3）Turner综合征——既往病例报告和证据显示Turner综合征是高危因素，发现无口腔治疗史的病例也能发生根尖外吸收。患者通常先天牙根短。在Turner综合征的相关网页上，根尖外吸收被列为此类综合征的一种可能存在的口腔表现（https://www.turnersyndrome.org/dentistryandorthodontics）。

（4）哮喘和过敏——虽然已有合理的生理学基础将哮喘和根尖外吸收联系起来，但现有能够表明哮喘是危险因素之一的证据仍存在争议（Nishioka等2006；Davidovitch等2000；McNab等1999）。同样，也没有明确的证据表明过敏是危险因素之一（Owman-Moll和Kurol 2000；Murata等2013）。

（5）特发性牙根吸收——有些孤立的个案病例报道，发现某个体或家庭成员在不明原因下牙根自发发生严重根尖吸收，牙根吸收与口腔治疗及正畸治疗无关（Rivera和Walton 1994）。在一些病例中很难确定患者是天生牙根短，还是实际上发生了牙根吸收。

（6）家族性骨发育不全（家族性扩张性骨溶解）——一种罕见影响骨骼的综合征，大多数患者都伴有严重的牙根吸收（Mitchell等1990）。

没有明确的证据表明，吐舌、咬指甲或磨牙等不良习惯是独立导致牙根吸收的危险因素；它们更有可能是导致根尖移动或延长治疗时间的共同作用因素（Sameshima和Sinclair 2001a，b）。

2.3　牙根形态异常

图5.2展示了二维牙根形状的分类。偏离典型圆锥形的牙根可能发生根尖外吸收的风险更高。这已经在临床（Sameshima和Sinclair 2001a，b；Brin等2003；其他学者的研究）和理论（有限元）研究（Shaw等2004；Kamble等2012）中得到证实。弯根、尖根和吸管状根发生根尖外吸收的风险更高（Sameshima和Sinclair 2001a，b）。图5.3显示了弯根牙的典型根尖外吸收形态——注意弯曲部分是如何被吸收的。弯曲的牙根尤其脆弱，牙根发生的风险加倍（Fernandes等2019）。有外伤史的牙齿也可能存在更高的牙根吸收风险，但有吸收史的牙齿则未发现有更高发生牙根吸收的风险（Brin等1991；Kindelan等2008）。

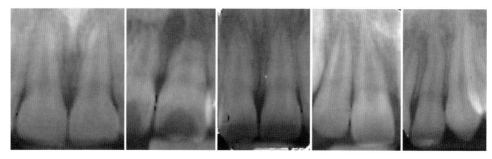

图5.2　根据根尖周X线片影像对中切牙牙根形状进行分类（Sameshima和Sinclair 2001a，b）。该分类也适用于其他切牙和尖牙。从左至右：形态正常、圆钝形牙根（或吸管样）、尖形牙根、尖形牙根、弯牙根。

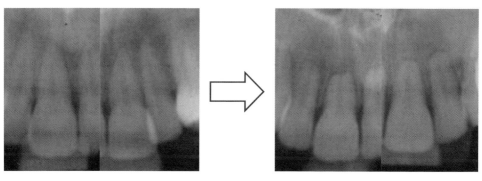

图5.3　弯根牙的典型根尖外吸收形态。

临床病例1 发生在牙根弯曲部分的根尖外吸收（图5.4和图5.5）

高加索男性患者，15岁，拔牙矫治病例。患者存在牙列拥挤、扭转、深覆盖、深覆殆、上颌切牙唇倾、面部不美观。无导致根尖外吸收风险的既往阳性体征。正畸治疗：拔除双侧上颌第一前磨牙，使用0.022英寸槽沟系统的直丝弓固定矫治器进行为期2年的固定矫治。

临床病例2 牙根存在不规则弯曲，但无根尖外吸收（图5.6）

患者双侧上颌中切牙牙根异常弯曲：主要存在于釉牙骨质界至根尖区的中部（图5.7和图5.8）。18个月的固定矫治结束后没有出现根尖外吸收。

一项半口对照的调查表明，锥形、桶状或发育过小的侧切牙根尖外吸收的风险并不高（Kook等2003）。

牙齿长度：Sameshima和Sinclair发现（2001a，b），根尖外吸收量与牙根长度的增加明显相关。Mirabella和Artun（1995）也发现长牙根的根尖外吸收量

图5.4 治疗前全景片（临床病例1）。2颗上颌侧切牙的根尖1/4出现弯曲。上颌左中切牙根中份弯曲。在下颌前磨牙和尖牙上也可见牙根弯曲。

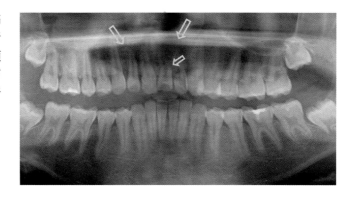

图5.5 治疗后全景片（临床病例1）。全口牙齿的大部分根尖都普遍变圆钝。特别注意的是治疗前观察到的弯曲根尖部分已发生吸收（参见治疗前全景片进行比较）。上颌切牙根尖均整体向腭侧水平移动2mm。幸运的是，根尖外吸收量很少，＜2mm。

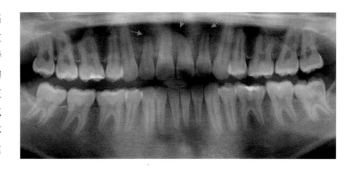

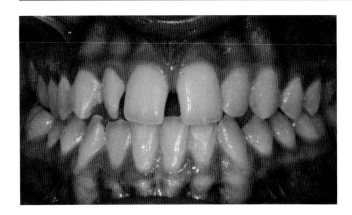

图5.6   治疗前口内正面照（临床病例2）。注意倾斜的中切牙、扭转的侧切牙，以及上颌前部附着较低的系带。

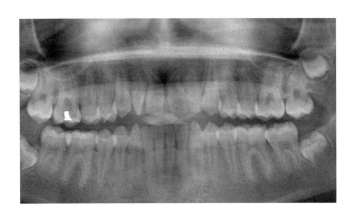

图5.7   同一患者的治疗前全景片（临床病例2）。注意双侧上颌中切牙根部有异常的弯曲。这很可能是遗传而不是后天导致的。

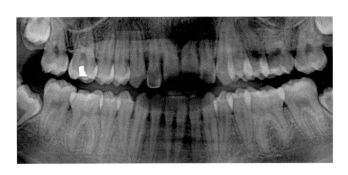

图5.8   治疗后全景片（临床病例2）。牙根长度没有变化（由于伪影，难以观察到左侧切牙）。

更多。侧切牙牙根长度每增加1mm，其发生牙根外吸收的可能性增加54%，在Fernandes等（2019）论文中，根尖长度每增加1mm，根尖外吸收的风险增加了29%。因此，临床上，短根牙本身的风险并不高，可能反而会更低。

2.4　垂直向问题

在此之前，开𬌗和深覆𬌗的存在均与根尖外吸收风险增加相关（Harris和Butler 1992；Sameshima和Sinclair 2001a；Zhou 2015），而事实上，根尖移动的幅度和方向才可能是开𬌗和深覆𬌗患者牙根吸收风险增加的主要影响因素。

Lim做了一项有关MEAW技术的研究（2001）。通过这项技术的发明者——已故的马萨诸塞州Young Kim博士治疗的60例患者总结发现，通过上下颌切牙的伸长和倾斜移动及磨牙的压低来治疗前牙开𬌗时，尽管上颌切牙根尖在水平和垂直方向平均移位均为2mm左右，但根尖外吸收较少。下颌切牙根尖外吸收程度大于上颌切牙。Motokawa等（2013）的研究进一步表明在使用MEAW技术的病例中，根尖外吸收的增加与治疗时间延长、弹性牵引过长及根尖移动量有关，而非与开𬌗直接相关。

临床病例3　前牙开𬌗

女性患者，14岁，高中学生，主诉要求修复切牙。全身病史有季节性鼻炎，无外伤史及其他综合征。患者为家中首个接受牙齿矫正治疗的家庭成员。骨性Ⅱ类错𬌗（ANB=4.4°，磨牙轻度Ⅱ类关系），伴有上颌发育过度。通过Steiner及Tweed等分析法进行分析，结果均显示上颌切牙唇斜，唇肌紧张。模型分析可见前牙开𬌗、舌体前伸位。患者主诉为"我的切牙无咬合"。患者自身口腔卫生良好。牙齿大小无Bolton比异常。上颌中切牙近中扭转。全景片示：牙列无缺失，第三磨牙发育中。上颌中切牙牙根短，呈尖形或瓶状。治疗前记录资料如图5.9～图5.11。

治疗计划包括：拔除第一前磨牙以解除拥挤及改善切牙位置。患者和家长接受了肌功能理疗师的大量指导，以纠正异常的舌位，舌肌肉训练基本成功。在治疗过程中也曾运用过舌刺装置。固定矫治时，选用0.022英寸的直丝弓托槽，粘接上颌横腭杆，但并未用头帽牵引进行垂直向控制。治疗总时间为32个月。患者在结束前阶段使用前牙四方形及W形弹性牵引进行精细调整约3个月。病例结束符合ABO标准（图5.12～图5.14）。

本病例中有几个特点：在上颌中切牙和4个第二前磨牙根尖区发生了2～3mm的牙根外吸收（图5.14），同时可以观察到大部分牙齿的根尖呈圆形。治疗后上颌切牙大多呈舌向倾斜，根尖位移较小，但是上颌中切牙发生了30°的旋转。

治疗中未拍摄X线片。虽然中切牙的冠根比可能＜1，但根尖外吸收属中度。治疗结束后3个月牙齿无松动，无牙齿移位。后来的发现是，磨牙的近中移动使远中间隙增加，下颌第三磨牙正常萌出的可能性增加。

是否存在某些影响根尖外吸收的生物力学因素呢？这名患者采用的是直弓丝矫治器，使用的最大尺寸弓丝为0.019英寸×0.025英寸的TMA丝，在圆丝上进行间隙关闭。如前所述，在治疗结束前的不锈钢圆丝上辅助使用弹性牵引。这期间牙齿的受力可能是根尖发生外吸收的原因。

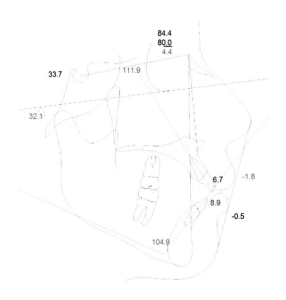

图5.9　治疗初始头影测量图（临床病例3）。

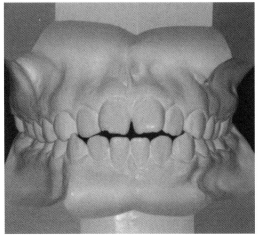

图5.10　治疗初始研究模型（临床病例3）。

图5.11　治疗前全景片（临床病例3）。

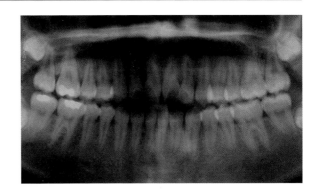

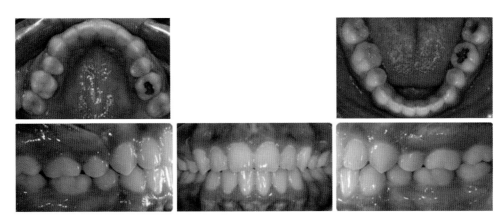

图5.12　治疗结束口内照（临床病例3）。

图5.13　治疗结束头影测量图（临床病例3）。

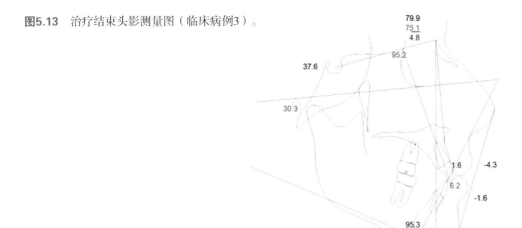

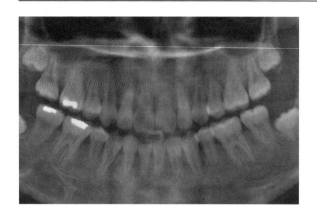

图5.14 治疗后全景片（临床病例3）。

2.5　过大的覆盖

大多数研究显示覆盖过大的患者发生根尖外吸收的风险更高——这可能是拔牙和根尖移动的一个协同作用因素（Sameshima和Sinclair 2001a，b；Brin等2003）。

2.6　个体特征

（1）年龄：尽管存在矛盾，但大多数研究表明如果牙齿发育（包括根尖闭合）是成熟和完整的，患者的年龄差异并未对牙根外吸收产生显著影响（例如，Sameshima和Sinclair 2001a，b）。Han等（2019）在比较"中年"患者和年轻患者时发现，根尖外吸收没有显著差异。随着年龄增加，生理学上，牙骨质厚度呈逐渐累积的趋势，然而牙根并不会"长"得更长。

（2）性别：曾经认为相比于男性，女生发生牙根外吸收的风险更高，但绝大多数文献没有发现性别上的显著差异。

（3）种族：通过牙齿人类学的研究，我们知道不同种族的人群中，牙齿和牙根存在变异。参见表5.2"根尖外吸收与种族的关系"。只有一项既往研究将种族作为根尖外吸收的危险因素来进行分析（Sameshima和Sinclair 2002）：他们发现西班牙裔患者比白种人或亚裔患者发生根尖外吸收的情况更多。Wang等（2019）近期对333例患者的冠根比进行了一项回顾性调查。他们发现西班牙裔患者的冠根比明显大于白人或非裔美国人。Nayak（2018）的论文也发现西班牙裔患者短根异常的发病率更高。Kennedy（2006）和Rojas（2008）发现，与非西班牙裔种群相比，拥有中美洲血统和墨西哥血统的研究对象恒牙列萌出得更早。那么，未发育成熟根尖的保护性作用会提早丧失吗？结合以上牙根偏短的情况，可以推测西班牙裔患者牙根吸收的患病风险相对高于其他种族，至少在北美是这样。

临床病例4

成年高加索男性患者，61岁，健康状况良好，有定期牙科检查和护理史。无正畸史，其3个子女曾于青少年期行正畸治疗。患者主诉为"我一直想要矫正治疗"。患者属骨性Ⅱ类错𬌗，下颌前段有6mm拥挤，尖牙和磨牙关系为Ⅰ类，牙列完整（共计32颗）。所涉及根尖外吸收的危险因素包括上颌切牙的牙根弯曲（图5.15和图5.16）。

为解除拥挤，拔除了一颗下颌中切牙。上下颌牙弓第一磨牙间粘接0.022英寸的直丝弓自锁托槽。患者口腔卫生及合作性良好。治疗时间共计18个月。期间出现牙移动速度似乎与正常相比有偏慢的现象，患者自述每日服用非处方药消炎药。治疗后上颌切牙稍唇倾，最终达到较为理想的覆𬌗和覆盖。但剩余的3颗下颌切牙均出现3～4mm根尖外吸收。图5.17中显示根尖近远中位移1～2mm。在左上颌中切牙和侧切牙上也可见少量根尖外吸收。

此病例提醒我们，任何年龄的患者都可能出现显著的根尖外吸收。

表5.2　根尖外吸收与种族的关系

	高加索人（mm）	亚裔患者（mm）	西班牙裔患者（mm）
上颌切牙	1.32	0.78	1.64
上颌侧切牙	1.65	1.02	1.69
上颌尖牙	1.11	0.84	1.59
下颌切牙	0.65	0.63	0.86
下颌侧切牙	0.81	0.67	1.08
下颌尖牙	0.88	0.93	1.06

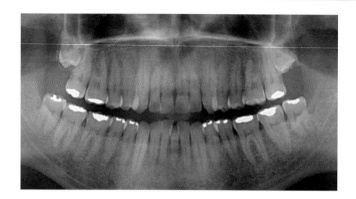

图5.15   治疗前全景片（临床病例4）。

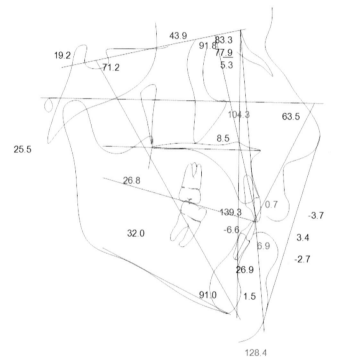

图5.16   治疗前头影测量图（临床病例4）。

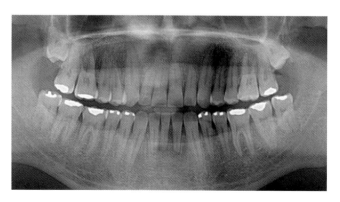

图5.17   治疗后全景片（临床病例4）。

2.7　外伤史

曾经，外伤史是正畸治疗的高危因素之一，临床医生建议患者避免正畸治疗。也有人认为，创伤导致根尖圆钝的牙齿可能之前已经发生了根尖外吸收。现有证据暂不支持这一猜想。Brin等（2003）研究显示"无论牙齿是否曾遭受创伤，根尖外吸收的发生率没有显著差异"。

3　治疗相关危险因素

3.1　根尖移动

临床病例5　非拔牙病例中的根尖移动

女性患者，24岁，Ⅰ类错𬌗畸形，主诉为"牙齿不齐"。此病例属于一个没有明显危险因素的简单病例（图5.18）。选用0.018英寸槽沟的直丝弓托槽进行非拔牙治疗，并在18个月内按计划完成常规的换丝排齐，最后用理想弓型的不锈钢丝，获得理想的转矩和近远中轴倾。据估计根尖压入1mm，并水平向前移动0.5mm。上颌切牙发生2~3mm根尖外吸收（图5.19）。此病例很好地展示了根腭向转矩的根尖移动与根尖外吸收的关系。

图5.18　治疗前全景片（临床病例5）。

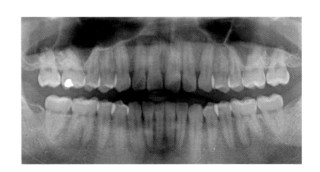

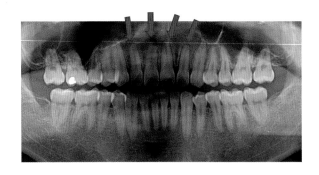

图5.19 治疗后全景片（临床病例5）。

临床病例6

此病例简述了一类牙齿仅发生轻微移动且无危险因素的"无法解释"的根尖外吸收。患者32岁亚裔男性，安氏Ⅰ类错𬌗，主诉为"前牙不美观"。该患者进行了正常疗程内的非拔牙矫治，结果导致了普遍的轻度根尖外吸收——影像片如图5.21所示，与治疗前（图5.20）相比根尖形态更加圆钝。

基于我们对生物学和生理学的理解来分析牙移动，根尖移动似乎是最合乎逻辑的主要危险因素。几乎每一项相关研究结果都显示，治疗时间与根尖外吸收高

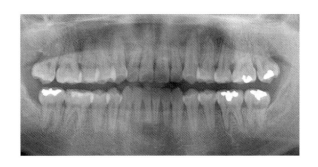

图5.20 治疗前全景片（临床病例6）。

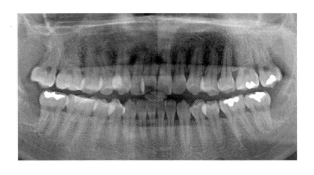

图5.21 治疗后全景片（临床病例6）。

度相关（Baumrind等 1996；Sameshima和Sinclair 2001a，b；van Loenen等 2007；Kim等 2018）。事实上，有许多发表了的研究声称已发现了根尖外吸收危险因素，而完全未提及根尖移位，在一定程度上，这些研究成果的说服力是不足的。根尖移动的测量以往是通过重叠头影测量片来完成，这充满了不准确性；但如果使用既定的统计方法仔细进行定量检查，头影测量重叠也可以得到有用的结果。最近，有研究者尝试使用三维影像来达到同样的目的，但结果证明这些方法不精确也不准确。近期一项近中移动第一磨牙的研究表明长距离移动可能导致根尖外吸收的发生（Winkler等 2017）。

临床病例7　根尖移动

一例安氏 I 类错𬌗患者进行为期25个月的固定矫治。为解除牙列拥挤、牙齿前突及唇肌紧张，拔除患者4颗前磨牙。患者牙根均长且细，伴有很多牙齿的牙根弯曲。无其他相关危险因素存在。图5.22展示了通过叠加治疗前后头影测量重叠图计算根尖位移。前牙治疗前后根尖周X线片对比显示，2颗上颌中切牙根尖区均发生了超过4mm的牙根外吸收（图5.23和图5.24）。

上颌切牙牙根触及腭侧骨皮质：有研究表明上颌切牙牙根移动到接触腭侧皮质骨内膜表面是产生根尖外吸收的一个重要因素（Kaley和Phillips 1991）。后续

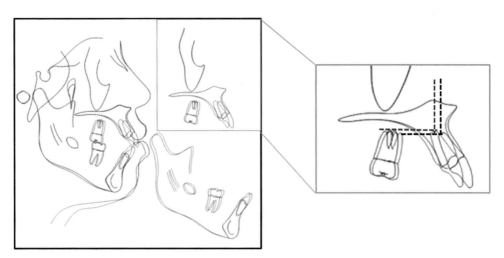

图5.22　通过治疗前后头影测量重叠图计算根尖位移量。在临床病例7中，上颌中切牙根尖远中移动1.6mm，压入1.4mm（临床病例7）。

的研究既没有证实也没有否认这种联系（Mirabella和Artun 1995），它很可能是根尖移动（真实位移）的进一步发现。

上颌中切牙牙根与切牙管或鼻腭管接触：Cho等（2016）发现中切牙的根尖与鼻腭管的平均距离为5～6mm。Matsumura等（2017）在一项针对未治疗受试者进行的CBCT研究中发现，上颌切牙尖端平均距离切牙管4mm。在水平方向上，根尖很少移动到4mm距离。Chung等（2015）的两例病例报告中发现，在使用微种植体可以辅助根尖移动后，其中一颗中切牙与切牙管的皮质骨板直接接触后发生根尖外吸收。

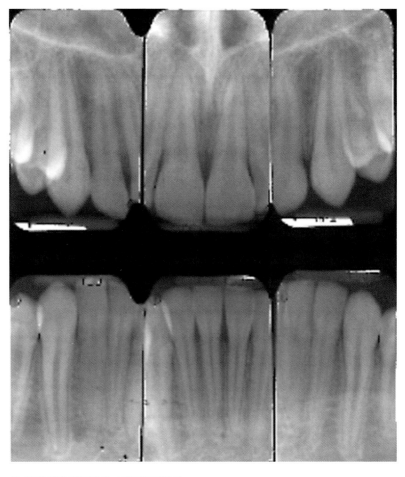

图5.23 治疗前根尖周X线片（临床病例7）。

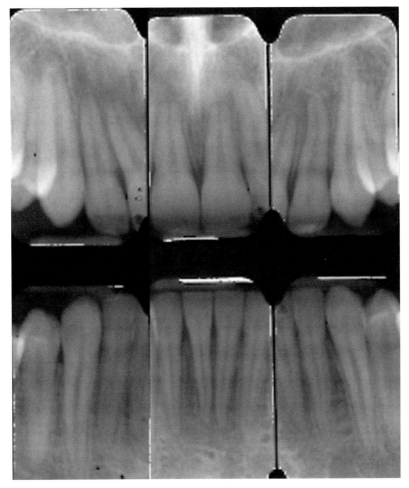

图5.24　治疗后根尖周X线片（临床病例7）。

3.2　治疗时间过长

　　长期以来，治疗时间或持续疗程一直在根尖外吸收的危险因素中颇具争议。在第3章中，Al-Qawasmi等（2003）的研究已系统地介绍了这一因素的理论基础，其中先天发育不足的患者，其组织改建周期的阈值较低，在预防牙根外吸收的自我保护系统崩溃前已发生牙根吸收。大多数与此相关的研究均证实了治疗时间和根尖外吸收之间存在关联（Sameshima和Sinclair 2001a，b，2004；Vlaskalic等 1998；Brezniak和Wasserstein 2002；Kaley和Phillips 1991；Pandis等 2008）。

临床病例8 过长的治疗时间（图5.25）

女性患者，治疗开始时34岁，主诉为"轻度上颌拥挤和扭转及左下颌第二前磨牙阻生"。尽管患者年龄偏大，正畸医生还是选择牵引此阻生牙（缺少治疗前的资料记录，转诊的X线片也已"丢失"）。患者是在正畸医生退休3年后转诊而来的。牵引空间充足，但牵引路径不正确，牙周医生进行开窗暴露阻生牙时去除骨组织不足。前磨牙的牙冠也已经破坏了第一磨牙的牙根。第二位正畸医生更换了矫治器，2年后结束治疗。可以注意到患者全口普遍出现了牙根吸收，上下颌切牙发生了中度至重度的根尖外吸收。Becker和Chaushu（2003）已发表的经典研究强烈建议，对于30岁以上的患者，贸然移动阻生牙是不明智且无效的。

3.3 拔牙病例

结果证明，无论因何种原因，拔牙矫治是根尖外吸收的危险因素之一（Sameshima和Sinclair 2001a，b），且此危险因素并不会随着拔牙模式的改变而有所差别；也就是说，不论您拔除第一前磨牙、第二前磨牙，或者仅拔除上颌前磨牙（Sameshima和Sinclair 2001a，b），结果并无差别。在统计学上尚未确定拔牙这一危险因素是否是引起根尖外吸收的独立因素，例如根尖移动等其他独立的危险因素。Ⅱ类患者上颌发育过度、拔除上颌前磨牙的病例中，根尖移动的距离是需要考虑的主要因素。

临床病例9 拔牙病例

女性患者，15.5岁，骨性Ⅰ类伴轻度牙列拥挤，主诉为"微笑不美观"，无

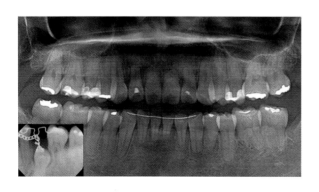

图5.25 治疗后全景片及转诊时牵引过程中的根尖片（插图）（临床病例8）。

其他阳性病史。上颌切牙牙根形状略尖，在右上颌侧切牙根尖处可见一较小的弯曲（图5.26）。治疗前拔除4颗第一前磨牙。最终实现了上前牙理想的转矩控制，达到正常的覆𬌗覆盖。可以注意到4颗上颌切牙全部发生约为3mm的根尖外吸收。据估计上颌切牙根尖水平位移约2.2mm（图5.27）。

临床病例10　拔牙病例

高加索女性患者，刚满18岁，骨性Ⅲ类错𬌗畸形。主要问题包括两处轻度牙列拥挤，上颌切牙唇倾，安氏Ⅲ类磨牙关系，伴有错位和扭转牙，第三磨牙阻生（图5.28）。治疗方案：拔除双侧上颌第二前磨牙及双侧下颌第一前磨牙，选

图5.26　治疗前全景片（临床病例9）。

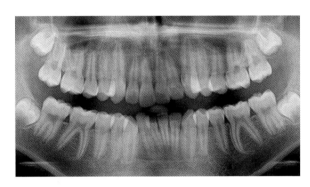

图5.27　治疗后全景片（临床病例9）。

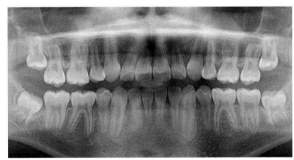

图5.28　治疗前全景片（临床病例10）。

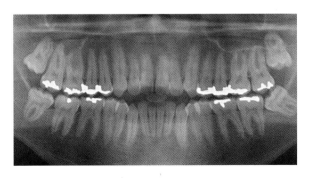

用0.022英寸槽沟系统的直弓丝矫治器。

　　拔除双侧上颌第一前磨牙和下颌第二前磨牙以达到磨牙Ⅰ类关系。最后使用不锈钢丝配合弹性牵引进行终末阶段的精细调整。可以注意到上颌切牙根尖呈圆形（＜2mm的根尖外吸收）（图5.29）。总体的治疗时间共计30个月。头影测量重叠图发现牙根在水平向及垂直向各发生了2mm的移动（图5.30）。

临床病例11　拔牙病例

　　男性患者，15岁，主诉为"门牙不齐且前突"。无其他阳性病史，无外伤

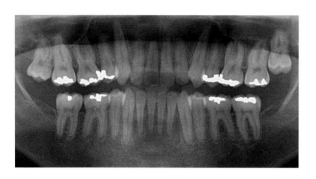

图5.29　治疗后全景片（临床病例10）。

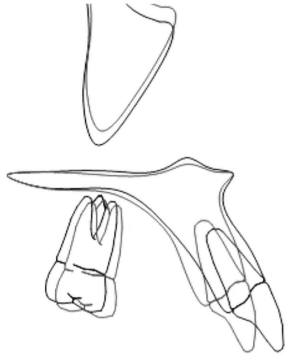

图5.30　头影测量重叠图发现上颌中切牙根尖发生了2mm压低及2mm腭向水平移动（临床病例10）。

史。诊断为安氏Ⅱ类1分类错𬌗畸形伴深覆𬌗和上颌发育过度。磨牙完全远中关系，上下颌均存在重度牙列拥挤，尖牙阻生。可以注意到4颗上颌切牙全部表现为尖根和弯根。治疗前全景片见下颌切牙牙根扭曲，看起来较短（图5.31和图5.32）。

4颗上颌切牙均发生了中度至重度的根尖外吸收。整体治疗时间为33个月。治疗中采用0.022英寸槽沟系统的MBT矫治器。最终实现了理想的切牙位置（转矩）的控制目标。那么，是否拔牙本身就是危险因素之一呢？

3.4　绝对的压低移动

使用骨支抗可以达到既往治疗中无法实现的牙齿压入或移动距离。有证据表明，在压低磨牙以关闭前牙开𬌗的过程中，根尖外吸收的发生方式类似于其他牙齿根尖移动过程中牙根吸收的发生。Kim（2018）的研究表明，对于选用压低磨牙解决开𬌗的病例，CBCT显示几乎每颗磨牙均发生了根尖外吸收（图5.33～图5.35）。Liou和Chang（2010）以及Heravi等（2011）的研究也有类似的发现。当把牙齿压入窦腔时，根尖会发生什么？这个问题还没有得到详尽的研究，但日本

图5.31　治疗前全景片（临床病例11）。

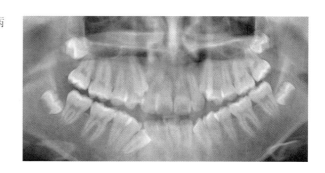

图5.32　治疗后全景片（临床病例11）。

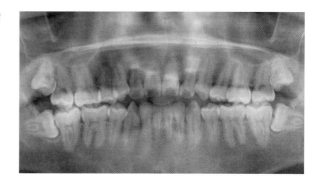

Daimaruya等（2003）进行了一个动物实验，他们将狗的牙齿压入4mm，发现其根尖穿透鼻底，并伴发了"中度"的根尖外吸收。他们同时在被压入的牙根表面发现了新骨的形成。

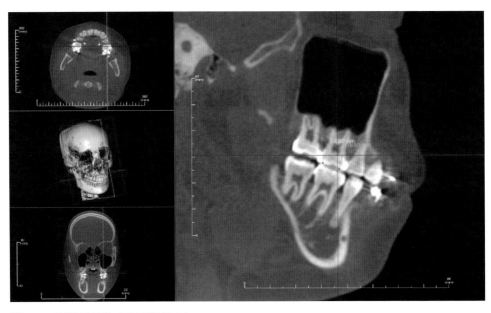

图5.33　磨牙压低前（临床病例12）。

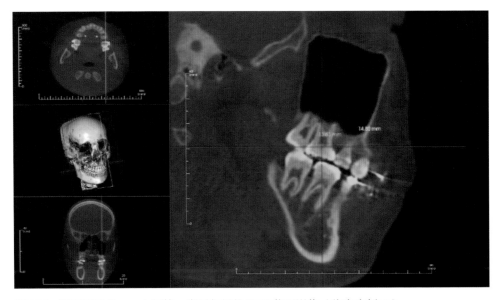

图5.34　磨牙压低后——上颌第一磨牙颊根的CBCT截面影像（临床病例12）。

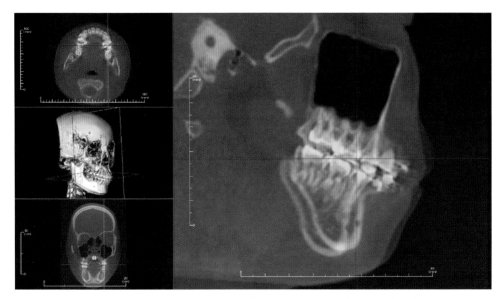

图5.35 以冠状面结构最大程度重叠，可以观察到下颌随之发生旋转（临床病例12）。

临床病例12 用骨支抗装置压低磨牙

患者表现为骨性前牙开𬌗（图5.33）。进一步详细的诊断表明，通过压低上颌后牙，可以在不对气道造成影响的情况下解决开𬌗问题，从而避免双颌手术。图5.34CBCT显示治疗结束后磨牙压低如同预期，前牙开𬌗得到了良好的改善。图5.35展示了治疗前后基于稳定结构叠加的CBCT重叠图。

牙根长度变化：

近中颊根= −0.7mm

远中颊根= −1.3mm

在窦底的根尖处也出现了骨及骨膜组织的重塑。

临床病例13 使用钛板提供支抗以实现后牙的绝对压低

本病例中的成年患者也存在骨性前牙开𬌗。VTO显示利用骨支抗压低牙齿以解决开𬌗的非手术方案成功率很高。在患者知情同意下于颧骨处植入微型骨支抗钛板。经过32个月的治疗后前牙开𬌗得到纠正。治疗开始时患者牙根较长，伴有弯曲（图5.36）。在治疗过程中没有明显变化（图5.37）。治疗结束时，上颌磨牙压入2~3mm（图5.38）。4颗磨牙均有中等程度的根尖外吸收（<2.5mm）。全口牙根普遍圆钝。

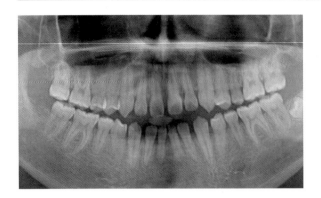

图5.36   治疗前全景片（临床病例13）。

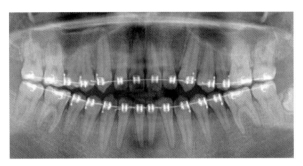

图5.37   治疗过程中全景片——排齐整平后（临床病例13）。

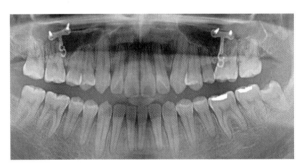

图5.38   治疗后全景片（临床病例13）。

3.5   过重的矫治力

从临床角度来看，施加所谓轻力来进行矫治以减少根尖外吸收是有道理的，但实际实施时问题更为复杂（Ren等2003）。首先，很难对施加在牙根部的作用力进行量化。其次，每个个体对矫治力的反应是千差万别的，也就是说，同样的力作用在一颗牙齿上，某些个体可能发生牙根吸收，但不一定其他个体也会发生类似的吸收现象。再次，也是最重要的一点是，如第3章所述，根尖不同于牙根表面，发生吸收后不一定能发生修复。从全程采用不锈钢弓丝的标准方丝弓矫治器时代，到新的金属直丝弓托槽时代，矫治技术不断发展，那些见证了这些发展的经验丰富的临床医生，他们可能在自己的病例中就已经发现了根尖外吸收发生率的大幅降低。当然，关闭曲和弹性牵引或其他支抗提供的额外矫治力所产生的过大转矩和过重的矫治力，将对整体系统造成过大矫治力。

3.6　机构（诊室）间差异

只有一项研究观察了不同机构间根尖外吸收的发病率差异，在排除了已知危险因素下所致的个体机构间差异后，可以确定不同机构间根尖外吸收的发病率有显著差异。但是，由于某些尚未明确的原因，一些机构相比于其他机构所发生的根尖外吸收更多（Sameshima和Sinclair 2001a，b）。

3.7　精选主题

3.7.1　隐形矫治器

因每个阶段的牙移动量较少，隐形矫治似乎有希望减少根尖外吸收的发生量。然而，随着矫正技术的发展，现在普遍认为只要存在根尖移动，根尖外吸收的发生量其实与选用固定矫治器还是隐形矫治器没有关系（Iglesias–Linares等2017；Gay等2017）。

Fowler（2010）的一项研究显示隐形矫治器未产生根尖外吸收，但是其选取的全部隐形矫治病例中均未发生根尖移动。还有两项声称使用隐形矫治器可以减少根尖外吸收的研究（Aman等2018；Eissa等2018；Li等2020）中也未曾提及根尖移动量——未提及根尖移动量是多数研究的常见问题。一项选用无托槽隐形矫治器的随机临床试验发现，隐形矫治对牙骨质的影响与固定矫治是相似的（Barbagallo等2008）。

3.7.2　加速牙移动

2020年曾提出几种声称可以加速牙移动的方法。无论如何，其与根尖外吸收发生风险间的关联证据都不充分。理论上讲，炎症反应是骨改建或伤口愈合过程中的必然阶段之一，如果加速牙移动中炎症反应是增强的，同样可以合理认为牙根根尖区的炎症反应也是增强的。

3.7.3   全新的托槽系统

毫无疑问的是自锁托槽系统并不会减少根尖外吸收的发生。有非常多的研究反驳这一观点，例如Pandis等（2008）、Handem等（2016）、Jacobs等（2014）和Chen等（2015）。任何声称可以减少根尖外吸收的托槽系统或装置都必须以通过精心设计的临床试验来提供有力的证据，并且还必须建立在专家验证、中立评价等强大的科学研究基础上。

唇侧矫治器和舌侧矫治器间没有发现牙根外吸收发病差异（Nassif等 2017；Pamukçu等 2020）。同时，在舌侧矫治病例中可以观察到下颌牙齿发生了更多根尖外吸收（Pamukçu等 2020）。

4   其他疑似危险因素

4.1   外科手术病例

目前学者们已经发现了一些正颌手术中根尖外吸收发生率的相关证据，特别是Le Fort Ⅰ型手术及其对上颌切牙牙根吸收的影响。其中的生物学基础是术后血液供应受损以及快速发生的局部骨组织改建更新，类似于某种类型的加速牙移动。但上颌切牙通常也需要减小转矩以去除现存的错𬌗畸形代偿，这将增加根尖移动的风险。Mirabella和Artun（1995）发现根尖外吸收与上颌手术无明显关联。一项专门比较手术和非手术患者的研究发现，手术患者上颌侧切牙根尖外吸收的发病率较高（Watson 2006）。同一篇研究报道称，根尖外吸收与"包括根尖下截骨术在内的特定手术类型、𬌗导板的使用及持续时间、颌间固定的类型及持续时间，或治疗中的牙颌面畸形种类"等没有关系。

临床病例14

这个病例记录了一个正畸治疗患者历时16年的治疗情况。患者在青少年固定矫治期间，发生了根尖外吸收。尽管可以采取一些干预措施，但鉴于她的错𬌗畸形的主要特点以及患者主诉要求解决前牙开𬌗，所以最终决定暂缓治疗，等待患者成年后行正颌手术。患者为10.5岁高加索人女孩，主诉为"前牙开𬌗"。

临床检查发现患者为混合牙列期，安氏Ⅰ类错𬌗畸形，表现为上颌尖牙低位阻生及前牙开𬌗（详见治疗前全景片和根尖周X线片——图5.39）。按照治疗计划对患者实施了一期治疗——肌功能训练和舌刺辅助治疗。患者无其他阳性病史或体征，无正颌手术家族史。

图5.40显示患者准备开始二期治疗时的牙列情况。前牙开𬌗尚未得到解决。上颌恒切牙牙根细，右侧中切牙根尖形态不清晰，左侧中切牙牙根略尖。

二期治疗历时2年，期间选用固定矫治器，并辅助使用了数周的弹性牵引，中间情况反复，效果不佳，因此治疗停止。如图5.41所示4颗上颌切牙均发生了极为严重的根尖外吸收。

二期治疗结束6年后，患者23岁。参见图5.42所示，患者后牙反𬌗及前牙开𬌗。根尖外吸收没有进一步发展。因此决定开始进行正颌手术的术前准备。

图5.43所示为患者26岁，成功完成正畸–正颌手术（双颌）后。那么这些牙齿的预后如何？见第9章。

图5.39 治疗前全景片和根尖周X线片（临床病例14）。

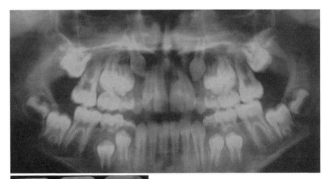

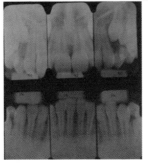

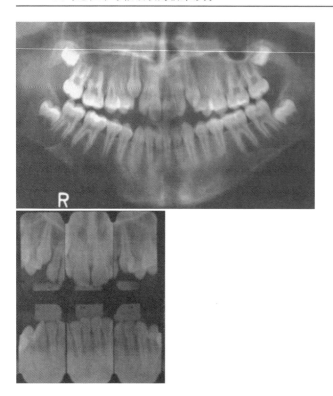

图5.40　治疗2年后的全景片以及根尖周X线片（临床病例14）。

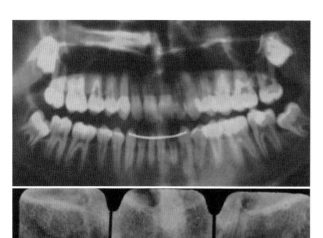

图5.41　二期治疗结束时全景片及根尖周X线片（临床病例14）。

图5.42　患者23岁时的根尖周X线片（临床病例14）。

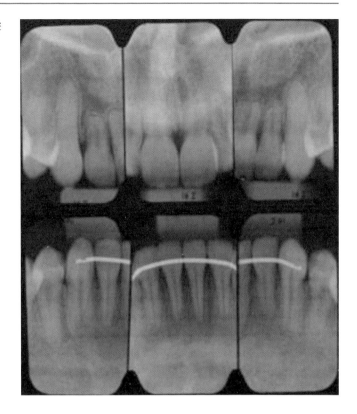

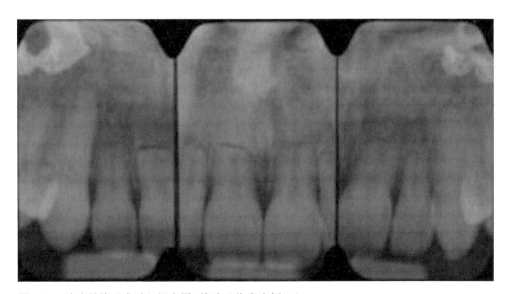

图5.43　治疗最终（术后）根尖周X线片（临床病例14）。

虽然没有完善的文献记载，但可以发现Le Fort I 手术病例中，上颌切牙根尖外吸收通常比较显著。但在本病例中，患者的根尖外吸收发生于手术前很多年。第6章中图6.13 ~ 图6.19说明在外科辅助上颌快速扩弓（RME）治疗后可能发生严重的根尖外吸收。

5   尚无证据表明会增加牙根吸收风险的因素

经研究发现，一些曾经认为的"危险因素"对根尖外吸收的影响并不显著，其中包括错殆畸形的类型、矫治器的类型、槽沟尺寸、治疗理念、弓丝（选用的弓丝类型或顺序）等。最终发现根尖移动量和治疗时间是最大的危险因素，其他危险因素是二级或三级因素。

上颌快速扩弓（RME）和颌间弹性牵引这两个治疗因素是否是根尖外形后的危险因素，目前尚无完善的研究，但普遍认为其造成牙根吸收的风险性相比先前的观点来说其实更小。Akyalcin等（2015）利用CBCT数据发现，上颌快速扩弓并不会增加根尖外吸收风险。Forst等（2014）的综述对扩弓和根尖外吸收进行了总结，他们的发现与3篇符合纳入标准的研究结果都表明：两者间没有显著关联，扩弓对根尖外吸收的风险甚至远不如骨开窗或骨开裂那么值得关注。多年来颌间牵引一直是正畸治疗中的一种重要手段，尤其是垂直向控制时；然而在这些颌间牵引的病例中，导致根尖外吸收的主要原因很可能是根尖移动。这也解释了临床医生所谓的往复移动问题，比如在精细阶段不定期使用弹性牵引会导致根尖的往复移动，进而导致根尖外吸收。

扫一扫即可浏览
参考文献

第6章 根尖外吸收的影像学
Imaging of External Apical Root Resorption

Glenn T. Sameshima

1 简介

根尖外吸收基本上是没有症状的，牙根变短几乎不会伴有任何疼痛或不适感。在正畸牙移动过程中，牙齿松动度与牙根长度并没有明显的临床相关性。因此，影像学检查对根尖外吸收的诊断和处置是必不可少的。

2 根尖外吸收的二维影像

根尖片和全景片作为可靠的检查手段已使用多年。然而，这两种影像学检测方法存在明显的局限性，这种局限性也体现在对根尖外吸收的判定上。数字化影像大大降低了电离辐射暴露量且更易存储。技术人员不再需要使用化学试剂来处理胶片。同时，运用影像处理软件，仅需简单操作，就能大大提高图像质量。新的曲面断层片机器使用更加方便，大大降低了重拍率。其优点和缺点总结如下：

根尖片的优点
（1）使用广泛，且容易读片。
（2）成本相对较低。

G. T. Sameshima (✉)
Advanced Orthodontics, Herman Ostrow School of Dentistry of the University of Southern California, Los Angeles, CA, USA
e-mail: sameshim@usc.edu

© Springer Nature Switzerland AG 2021
G. T. Sameshima (ed.), *Clinical Management of Orthodontic Root Resorption*,
https://doi.org/10.1007/978-3-030-58706-2_6

（3）辐射相对较低，数字化根尖片更环保。

（4）可通过软件进行调整。

（5）多种成熟的根长测量方法：

- 主观评估。

- 客观评测。

（6）具有良好的传输性和存储性。

根尖片的缺点

（1）三维结构的二维图像呈现。

（2）图像质量参差不齐。

（3）难以观察到牙根弯曲和牙根形态不规则。

（4）因拍摄方法和系统误差而易失真。

全景片的优点

（1）使用广泛。

（2）拍摄技术容易掌握。

（3）易于解读。

（4）视野包含所有牙齿。

全景片的缺点

（1）设备昂贵。

（2）很难精确测量距离。

（3）需要校准。

（4）并非所有患者都适用。

本书使用的大部分影像资料都是全景片。北美的标准化正畸初始资料记录包括全景片或全口X线片（FMXR）和侧位片。对根尖外吸收的诊断来说，使用数字化影像设备拍摄的全景片通常是可以接受的。Sameshima和Asgarifar（2003）发现，与全景片相比，根尖片中正畸患者治疗前后根尖外吸收的牙根形状及各项数据的测量更为准确。图6.1～图6.3比较了全景片和根尖片的差异。三维重建的全景片质量目前已经得到改善，但与标准的数字化全景片相比，其图像质量和一致性仍有不足。为了量化根尖外吸收的程度，最好的选择是根尖片，并且必须由熟练的操作者以标准化的方式拍摄。在全景片上，根尖外吸收的程度必须使用标尺测量或由临床医生进行定量评估。

3　三维影像

CBCT解决了通过根尖片和全景片的二维影像展现三维物体时存在的缺陷（图6.4）。其缺点是图像质量的差异。我们常需要在图像质量与辐射剂量之间进行"权衡"。CBCT问世之初，不同的机器之间的成像效果存在着巨大差异。随着工业制造的发展，这一困扰临床医生多年的问题基本已被克服。目前，CBCT已被广泛使用，且配套的软件能生成良好的图像。临床上，三维图像在定

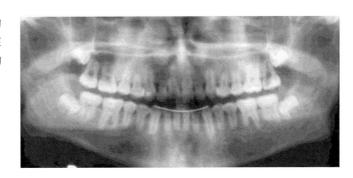

图6.1　正畸治疗结束时的全景片（用平板扫描仪在中等分辨率下扫描获得的原始图像）。

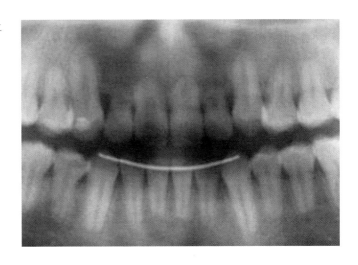

图6.2　全景片放大显示上颌中切牙根尖。

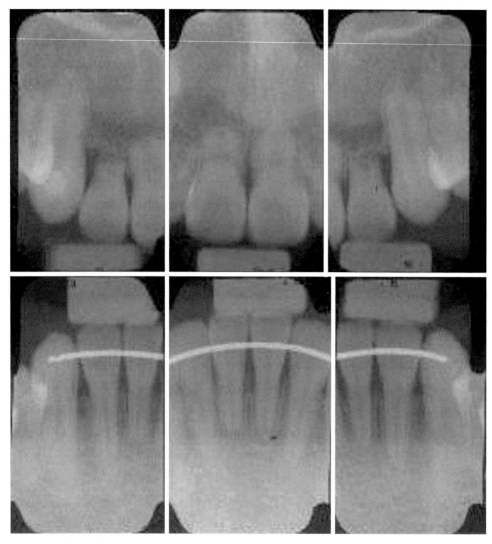

图6.3 根尖片（扫描方法同图6.1）。

位阻生牙方面似乎明显优于二维图像，但Christell等（2018）的一项重要研究表明，无论依据二维图像还是三维图像，临床医生的治疗决策往往是相同的。

图6.5～图6.7是一个早期病例，其体现了在实现牙齿可视化时三维影像相对于二维影像的优势。Sameshima和Sinclair（2004）、Nakajima等（2005）、Walker等（2005）、Peck等（2007）和其他早期研究均证明了牙根的三维图像优于二维图像。Lund等（2010）研究发现，无论扫描体位如何，CBCT都能提供相同的影像信息。Kumar等（2011）发现根尖片和CBCT在识别根部缺损的准确性上没有显

图6.4　治疗前后的CBCT对比，显示利用三维影像诊断严重根尖外吸收（由韩国首尔的Jeong Ho Choi博士和美国拉斯维加斯的James Mah博士提供）。

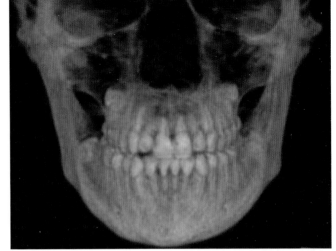

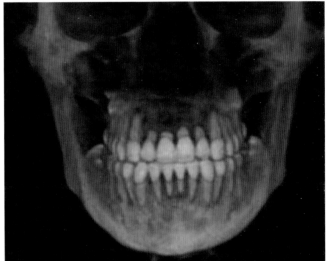

图6.5　正畸治疗前的全景片（因为是冲洗的胶片扫描后刊出，故图像质量较差）。

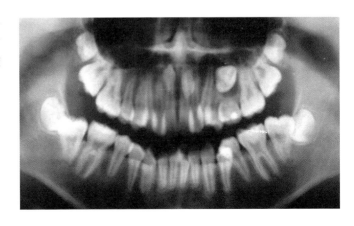

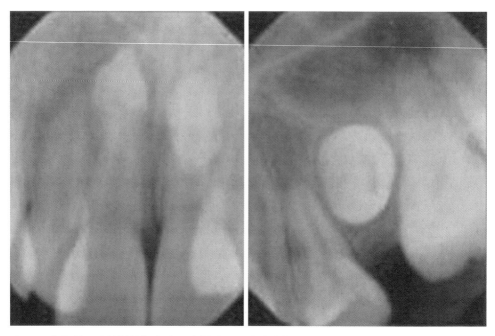

图6.6   修复科医生拍摄的根尖片。全景片和根尖片均能显示2颗多生牙以及异位的左上颌第二前磨牙，但牙根情况在2张片子上均不可见。根尖片和咬翼片的分辨率较全景片更高。同时还要注意全景片上的下颌切牙变形失真：牙根似乎更短，小的弯曲消失。

著差异。然而，Hecht（2013）的论文显示，正中矢状面的牙根弯曲无法通过二维图像检测到，但在CBCT上则很容易识别。一项对仅纳入CBCT对根尖外吸收进行研究的系统评价的结果与使用二维影像数据的系统评价的结果差异非常有限，没有太大不同（Samandara等2019）。

图6.8显示了治疗前上颌骨的小视野CBCT。在第5章中，牙根形态被认定为一种危险因素。在三维空间中，我们不太清楚异常牙根形态的样子。此外，在大多数治疗后的影像上可以看到更多的牙根损伤，尤其是垂直向的缺损。

在三维影像上对根尖外吸收进行量化的研究可能更加重要。目前，牙根表面积和牙根体积已经可以定量检测。与目前常用的简单的点到点或点到线的线性测量相比，这些变量可能成为评估根尖外吸收更加重要的指标。牙根影像分割非常耗时且操作困难，但是技术的改进最终会使这个过程实现自动化。在三维空间中，通过影像分割来研究牙根形态尚处在起步阶段，但也显示出了其巨大的前景（Ahlbrecht等2017），如图6.9所示（Clayton 2019）。

图6.7 同一患者CBCT的两个视角：尽量滤除软组织和部分硬组织，以便尽可能地显示牙列。注意异位的左上颌第二前磨牙——牙冠在正常牙根的腭侧，牙齿与殆平面平行。

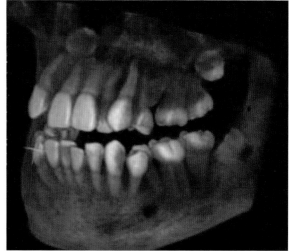

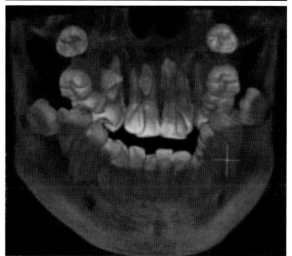

图6.8 优化后的CBCT影像显示上颌牙列及其周围骨组织。注意切牙和尖牙之间牙根形态存在较大变异。这使得对牙根的三维形态进行分类变得十分困难。

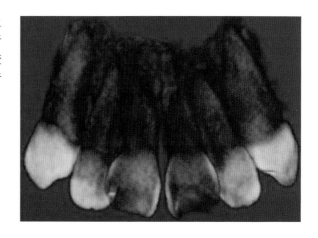

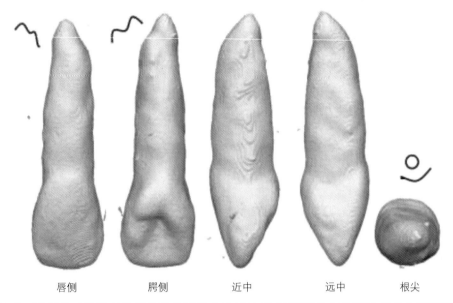

唇侧　　　　　腭侧　　　　　近中　　　　　远中　　　　　根尖

图6.9　牙根的三维形态进行分类的研究中从原始CBCT获得数据分割重组的上颌侧切牙（Clayton 2019）。在三维空间中，牙根根尖处常会发现一个"台阶"式的缩窄。同时研究者注意到根面朝根尖方向倾斜。另外，研究还发现牙根从牙颈部到根尖逐渐缩窄，其形状是不规则和不对称的。

4 牙根位移的测量

　　传统的牙根位移测量通常采用美国正畸协会授权的方法或其他确定的方法，即利用治疗前后的头影测量片，对上颌骨进行结构重叠来测量（Kaley和Phillips 1991；Mirabella和Artun 1995；Linge L和Linge BO 1991；Sameshima和Sinclair 2001）。由于头影测量片上，切牙牙根经常互相遮挡，必须对测量的具体牙位进行假设；因此测量误差较大。根尖移动量是根尖外吸收的主要危险因素之一，但即使是基于高质量的CBCT图像，精准的测量仍然较难实现。目前有3种重叠方法：①基于点；②基于面；③基于体素。3种方法各有其优缺点，但是它们都受限于两大因素：一是体素体积大小所造成的系统误差，二是在评估根尖位移时，其叠加的"拟合"分辨率对于小距离的根尖移动来说仍然太大（Dang 2017）。

5　总结

　　过去在完成许多工作时所使用的二维影像正在被CBCT影像所取代。在不增加患者更多辐射负担的情况下，牙根可视化水平正在迅速提高（图6.10）。从DICOM和STL文件重建数据的智能算法能够更平滑地分割特定牙齿，结合精确的表面叠加算法，最终为临床医生和科学家提供更为精确的数据。与此同时，传统的数字化二维图像或三维图像同样足够做出诊断。临床上，严重根尖外吸收最受关注，现有的影像学检查几乎都能发现严重的牙根吸收。图6.11 ~ 图6.19总结了本章讨论的要点。

临床病例

　　对比同期拍摄的非数字全景片与根尖片，尽管全景片反应的细节较好，但根尖片展现了上颌侧切牙根尖更加微小的细节。根尖片不仅显示了根尖外吸收的程度而且显示了其吸收形式。

　　患者是一名39岁的西班牙裔男性，主诉为"一直想要改善自己的微笑"。他表现为轻度骨性Ⅱ类错𬌗畸形，上下牙列中度拥挤，由于上颌狭窄，横向宽度不调导致双侧后牙反𬌗（图6.11）。患者侧貌为凸面型，鼻唇角为钝角（图6.12）。但患者展现了良好的微笑美学，包括切牙暴露量和宽度。患者腭穹隆高

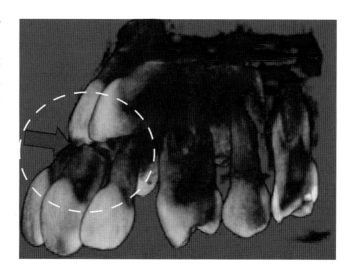

图6.10　治疗前上颌CBCT清晰显示了阻生尖牙导致的上颌中切牙牙根吸收。如截图所示，三维图像的可视化过程是动态的，而非静态的；医生也很容易学习和掌握三维向移动查看组织结构的方法。

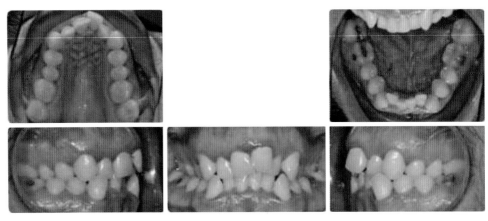

图6.11　治疗前口内照（临床病例）。

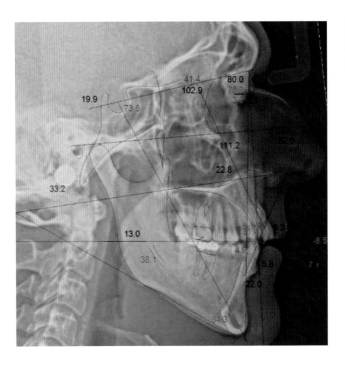

图6.12　治疗前头颅侧位片及头影测量描记图（临床病例）。

拱，但悬雍垂和软腭正常。影像学检查显示先天缺失4颗第三磨牙，余未见明显异常（图6.13）。患者既往史无特殊，且目前牙齿无疾患，但他曾因牙周炎而接受过多年包括传统洁治和根面平整在内的牙周基础治疗。上述检查并未发现患者有发生牙根外吸收的明确危险因素。

　　患者的治疗计划是通过手术辅助快速上颌扩弓（SARPE）来创造空间并纠正横向不调问题。除了标准正畸初始检查记录，患者还拍摄了CBCT（图6.14），未拍摄根尖片。

　　治疗总结：

　　治疗中，手术辅助快速上颌扩弓术后稳定时拍摄全景片（图6.15）显示上颌中切牙和右上颌侧切牙出现4~5mm的根尖外吸收。治疗暂停了4个月（见第6章）。

图6.13　治疗前全景片（临床病例）。

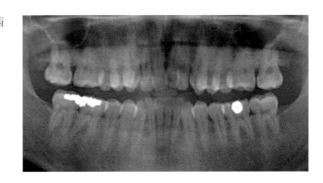

图6.14　治疗前CBCT（临床病例）。

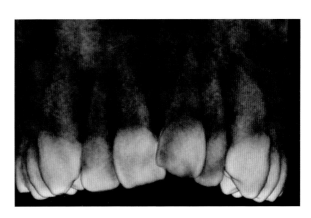

图6.15　治疗中手术辅助快速上颌扩弓完成后的全景片（临床病例）。

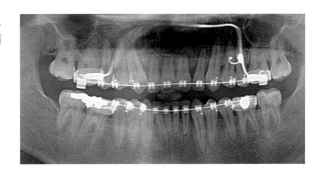

　　患者总治疗时间为38个月。结束时咬合未完全调整好，横向问题复发（图6.16）。上颌切牙根尖伸长1.2mm，腭侧移动1.0mm（图6.18）。由于在最后的全景片（图6.17）和CBCT影像（图6.19）上发现了严重的根尖外吸收，治疗被迫终止。患者对治疗结果非常满意，医生也充分告知患者牙根吸收的预后。

　　这个病例展现了本章以及第5章中所讨论的许多要点。虽然通常认为上颌快速扩弓不是根尖外吸收的危险因素，但上颌手术却是。短小牙根导致牙齿丧失的风险将在下一章中进行讨论。

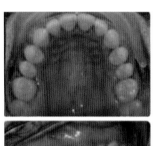
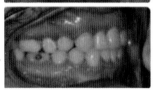
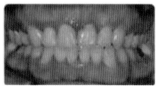
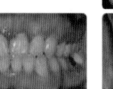
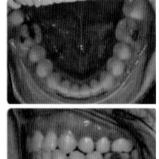

图6.16　结束口内照（临床病例）。

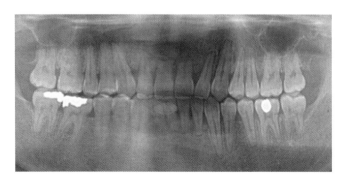

图6.17　结束时全景片显示除了广泛的牙齿根尖变圆钝外，未发现进一步根尖外吸收。根尖外吸收并伴有牙槽骨吸收的患者需要主治医生后期密切监测（临床病例）。

图6.18 上颌骨的重叠显示根尖位移——1.2mm伸长和1.0mm腭侧移动（临床病例）。

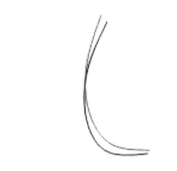

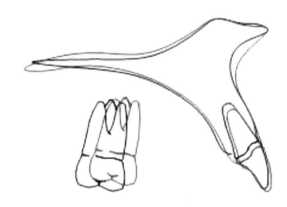

图6.19 结束时，CBCT清楚地显示了切牙根尖外吸收程度。这个视野的角度是切牙牙冠的唇面与页面完全平行，图像无扭曲失真（临床病例）。

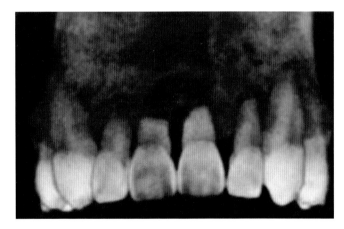

扫一扫即可浏览
参考文献

第 7 章 管理

Management

Glenn T. Sameshima

1 治疗开始前

1.1 完善的病史及高质量的影像资料

美国加利福尼亚州旧金山的一位著名牙科医疗事故律师曾经说过"医疗事故鉴定的三项基本要素就是病历、病历、病历"。根尖外吸收管理的首要任务就是高质量的病历记录，例如美国正畸协会标准的病历记录。高分辨率低辐射的数字放射片也应保存在病历资料中——见第2章。此外成年人还应该有一个完整的牙周检查记录表。

翔实的病史记录是必不可少的。这包括牙科治疗史、全身病史及其他病史如家庭成员是否曾有过任何正畸问题。对于风险较高的患者，应在治疗知情同意书中将包含这方面的具体内容记录——见下文。

1.2 知情同意

知情同意原则非常重要，它是医患关系的重要组成部分。这与根尖外吸收的风险没有什么不同。在美国，法律和标准医疗流程均要求遵循知情同意原则，美

G. T. Sameshima (✉)

Advanced Orthodontics, Herman Ostrow School of Dentistry of the University of Southern California, Los Angeles, CA, USA

e-mail: sameshim@usc.edu

© Springer Nature Switzerland AG 2021

G. T. Sameshima (ed.), *Clinical Management of Orthodontic Root Resorption*,

https://doi.org/10.1007/978-3-030-58706-2_7

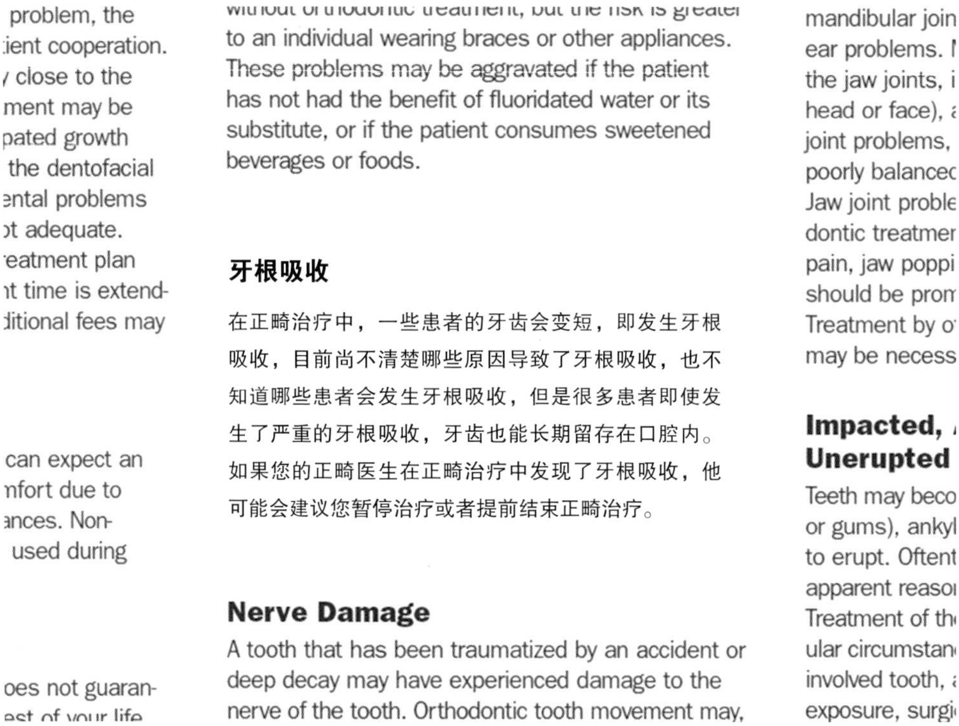

problem, the
ient cooperation.
y close to the
ment may be
pated growth
the dentofacial
ental problems
t adequate.
eatment plan
t time is extend-
ditional fees may

can expect an
nfort due to
ances. Non-
used during

oes not guaran-
est of your life

witheut orthodontic treatment, but the risk is greater
to an individual wearing braces or other appliances.
These problems may be aggravated if the patient
has not had the benefit of fluoridated water or its
substitute, or if the patient consumes sweetened
beverages or foods.

牙根吸收

在正畸治疗中，一些患者的牙齿会变短，即发生牙根
吸收，目前尚不清楚哪些原因导致了牙根吸收，也不
知道哪些患者会发生牙根吸收，但是很多患者即使发
生了严重的牙根吸收，牙齿也能长期留存在口腔内。
如果您的正畸医生在正畸治疗中发现了牙根吸收，他
可能会建议您暂停治疗或者提前结束正畸治疗。

Nerve Damage

A tooth that has been traumatized by an accident or
deep decay may have experienced damage to the
nerve of the tooth. Orthodontic tooth movement may,

mandibular join
ear problems.
the jaw joints, i
head or face), a
joint problems,
poorly balanced
Jaw joint proble
dontic treatmer
pain, jaw poppi
should be prom
Treatment by o
may be necess

Impacted,
Unerupted

Teeth may beco
or gums), ankyl
to erupt. Oftent
apparent reaso
Treatment of the
ular circumstan
involved tooth, a
exposure, surgi

图7.1 知情同意书模板中相关段落。

国正畸医师协会和加利福尼亚正畸医师协会等专业协会为其会员提供了知情同意
书参考模板（图7.1）。此外，对根尖外吸收的管理还应包括让患者知晓存在可
能无法达到预期治疗目标的风险，且治疗过程中可能会频繁地进行根尖片或全景
片的拍摄，需要更多的花费。对于风险较高的患者，建议将详细的对话内容记录
在病历资料内，并请患者签字确认以确保患者知情同意。

1.3 员工及转诊医生

　　口腔诊所的所有员工，无论是前台接待人员还是后勤人员，都必须清楚牙科
治疗的所有风险。这与教育患者保持良好口腔卫生的重要性类似。患者经常会向
诊室的工作人员提出他们不愿意问医生的问题。因此，诊室员工必须能够如实、
准确地回答有关根尖外吸收的问题。许多牙医对正畸牙根吸收了解不多，也不清
楚即使是吸收严重的牙齿，牙齿脱落的远期风险也不高（见第8章）。对根尖外

吸收病因的误解会导致牙医和患者花费不必要的时间和资源。

2 治疗过程中

2.1 精细调整之前

对于风险较低的患者：良好的做法是记录治疗进展，包括治疗阶段中至少一次全景片及全科医生详细的口腔情况检查。何时会根尖外吸收？Artun的研究表明，如果在治疗的前6~12个月内发生根尖外吸收，那么受累的牙有进一步发生吸收的风险（Artun等 2005）。这也是我们提倡在治疗的各个阶段拍摄X线片的理由。

如果患者在治疗中发生根尖外吸收该如何处理？

如果在治疗过程中拍摄的影像片显示有 > 2mm的活动性根尖外吸收，正畸医生必须决定是否还要继续移动受累的牙。如果根尖外吸收≥3mm（如果治疗开始前牙根较短，则标准还应降低），则必须停止治疗4个月。4个月为人体骨骼重建周期；1个月的破骨细胞活动，需要被随后3个月修复活动所取代。牙根表面及根尖都将发生重塑改建；然而，在根尖处丧失的牙骨质无法再生或修复。在治疗暂停期间，牙根表面和根尖、牙槽骨板和牙周膜纤维都将恢复到正畸牙移动开始之前的生物学和生理学平衡状态。研究表明，恢复正畸治疗并不会增加根尖外吸收的风险。临床医生必须向患者解释治疗时间延长的原因，并获得他们的知情同意（并应做好相应记录）。如果牙医与患者坦诚交流并且富有同情心，患者通常会表示理解。

图7.2~图7.7阐释了正畸治疗过程中根尖外吸收的管理。患者为Ⅰ类错𬌗畸形、拥挤、凸面型、切牙唇倾、面部不美观（图7.2~图7.4）。最理想的治疗目标是通过拔除4颗前磨牙获得良好的切牙目标及良好面部美学。使用槽沟为0.022英寸的直丝弓托槽。由于患者经常未能按时复诊且矫治器损坏，治疗时间延长。治疗3年后的进展记录（图7.5），许多牙都有中度至重度的根尖外吸收，尤其是上颌中切牙。因此，医生决定停止治疗4个月。随后进行了少量的精细调整，重启治疗6个月后结束并拆除矫治器（图7.6）。最终的口内照显示治疗重启后没有进一步的根尖外吸收（图7.7）。

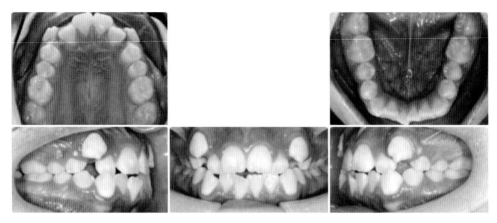

图7.2 治疗前口内照。

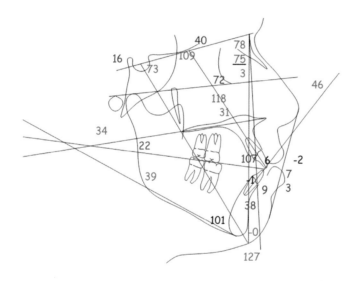

图7.3 治疗前头影测量图。

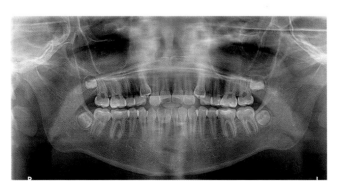

图7.4 治疗前全景片。

图7.5 治疗中全景片。

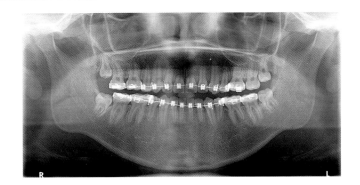

图7.6 治疗结束后全景片。

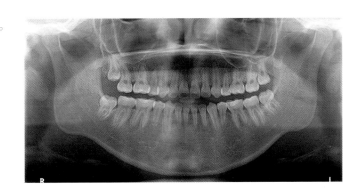

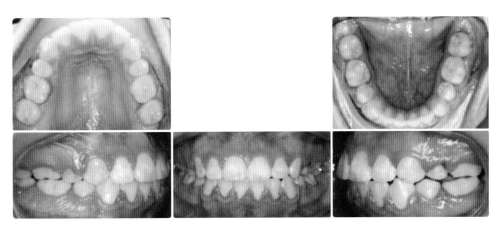

图7.7 治疗结束后口内照。

2.2 精细调整阶段

处理方法与前述精细调整阶段之前发生根尖外吸收类似。此阶段需要考虑病例的完成度，以及达到预期治疗效果所需的根尖移动量。通常情况下，如果牙移动量很小并且病例接近完成，那么临床医生可以继续进行治疗，但不得过度延长治疗时间，并且可能不得不在细节上妥协。如果牙移动量较大，例如需要调整转矩或关闭拔牙间隙，那么建议如本章2.1所述停止治疗至少4个月。

如果根尖外吸收量≥4mm，患者已经接受了很长时间的治疗，并且根尖已经移动了较大的距离（≥1mm），那么正畸医生需要做出一个重要的决定——停止治疗并拆除矫治器，但如果仍然存在一些重要问题未解决，例如间隙未关闭或上切牙位置影响美观，则可以继续小心谨慎地完成治疗。即使病例接近完成，如果牙医和患者都同意为了保证良好的治疗效果值得并愿意等待，那么仍然可以暂停治疗4个月。

无论在何种情况下发现根尖外吸收，都应详细告知患者、家属及参与治疗的所有医护人员，这一点至关重要。

3 治疗结束后

如果在正畸治疗结束时发现根尖外吸收该如何处理？应拍摄治疗后X线片以评估牙根吸收；显然，如果治疗过程中的X线片已显示根尖外吸收，则应继续拍摄治疗中的X线片。无论根尖外吸收的量有多少，正畸医生都应立即告知患者及其口腔全科医生。幸运的是，当主动正畸力停止时根尖外吸收也将停止，这个生理过程大约需要4周时间。无论是使用固定保持器还是可摘保持器，目前没有证据表明根尖外吸收会在被动保持阶段继续发生。使用带有弹簧的矫治器通常可能不会造成进一步的牙根吸收，但正位器有可能会。在保持期及之后的阶段，X线片可能会发现吸收的根尖逐渐变圆钝。

4 总结

表7.1总结了正畸治疗前和治疗中根尖外吸收的临床管理。表7.2总结了正畸

治疗后根尖外吸收的临床管理。无论是在治疗前、治疗中还是治疗后，都应记住要对患者、家属及所有相关医护人员进行沟通教育，这一点至关重要。

临床病例1

如图7.2～图7.7所示，该患者治疗时间长——治疗终止。

西班牙裔女性患者，14岁（图7.2）。安氏Ⅰ类错𬌗，牙列重度拥挤（上颌拥挤度12mm，双侧尖牙完全位于牙弓唇侧），凸面型，唇肌张力较大，牙齿脱矿，口腔卫生差，系带附着低，覆𬌗覆盖为零，下颌中切牙及尖牙反𬌗。她的主诉为"牙齿不齐，不美观"。头影测量的各种分析方法均显示为：骨性Ⅰ类错

表7.1 正畸治疗前和治疗中根尖外吸收的临床管理

1. 高质量的治疗前影像资料
2. 如果存在危险因素则应在知情同意书中加入特殊条目告知患者
3. 如果治疗开始前已有牙根较短情况则应告知患者
4. 尽可能延迟受累牙齿的矫治器粘接
5. 避免受累牙的转矩调整及根尖移动
6. 增加根尖片拍摄频率
7. 如果存在危险因素，则应在治疗开始后6～12个月或根尖开始移动时拍摄根尖片
8. 治疗期间： 　– 如果根尖外吸收＞2mm，则停止治疗4个月 　– 如果根尖外吸收＞4mm或超过牙根长度1/3，则停止主动牙移动，考虑终止治疗
9. 如果相邻2颗以上的牙发生严重的根尖外吸收，则必须考虑终止治疗
10. 患者及转诊牙医都应随时知晓相关情况

表7.2 正畸治疗后根尖外吸收的临床管理

1. 高质量的治疗后影像资料
2. 告知患者相关情况并做好记录
3. 告知患者的全科牙医和其他参与患者健康护理的牙医（例如，牙周医生）
4. 矫治器拆除后根尖外吸收随即停止
5. 任何类型的保持器或者带有弹簧的矫治器不会导致根尖外吸收
6. 死髓牙的风险并没有增加
7. 随时间推移吸收的根尖会逐渐变圆
8. 通常不需要使用夹板固定，但如果超过两颗牙齿受累则可以使用4～6个月
9. 如果患者口腔卫生良好则不会增加牙齿脱落风险
10. 如果牙齿有外伤——牙根较短的牙脱位风险增高，但折断风险未增加

狺，高角，切牙前突，尤其是下切牙明显唇倾（图7.3）。否认外伤史、呼吸道问题、过敏史或其他相关医疗病史；患者生长发育阶段为停滞期，未服用任何药物。

治疗前全景片（图7.4）显示所有象限中的第三磨牙都在发育中，总的来说牙根较长，部分牙根轻度弯曲。然而，患者牙齿根尖不明显，但牙根长度和形状可以接受。

医生提出的治疗方案是拔除4颗第一前磨牙，使用最大支抗。支抗装置包括高位牵引头帽及横腭杆。使用槽沟为0.022英寸的直丝弓自锁托槽，依序使用镍钛圆丝、镍钛方丝、TMA方丝及不锈钢丝完成治疗。患者在治疗过程中使用Ⅱ类牵引并于精细调整阶段行上下垂直牵引。治疗期间患者口腔卫生较差，且患者多次未按时复诊。

由于患者未按时复诊及矫治器损坏，总治疗时间为5年，远超此类患者的平均治疗时间。因患者口腔卫生较差，治疗暂停2次后又重启。牙弓前段的垂直控制较困难。直到治疗开始4年后，当尖牙被纳入牙弓时，才第一次拍摄进展X线片。图7.5所示为治疗3年时的全景片，拍摄时已使用不锈钢方丝调整转矩6个月。

医生与患者父母讨论后共同决定结束治疗。拆除矫治器后1个月拍摄治疗后全景片（图7.6），显示多数牙存在根尖外吸收，其中上颌中切牙存在严重的根尖外吸收。每颗中切牙平均吸收5mm，导致牙冠根比＜50%。所有前磨牙都有4mm的根尖外吸收。虽然治疗前全景片没有显示任何证据，但其根尖外吸收的模式高度提示短根异常。患者、父母及其口腔全科医生都被告知了根尖外吸收和它的预后与病因。最终结束照片如图7.7所示。

从该病例中总结出4个要点：

（1）要拍摄进展X线片。

（2）监测治疗时间。

（3）不要害怕停止治疗。

（4）前牙使用上下垂直牵引时要小心——尽管未通过试验证实，但临床医生早就怀疑并发现对于依从性较差的患者，长时间间断使用前牙垂直牵引导致牙齿往复移动，最终可能会导致严重的根尖外吸收。该病例与这种理论并不完全一致，因为患者侧切牙没有受到太大影响。治疗前后头影重叠（未显示）在这里意义不大，因为它显示上颌切牙根尖伸长1mm，且未发生水平移动。

临床病例2

根尖外吸收何时停止（图7.8～图7.11）？

亚洲女性患者，12岁，主诉为"牙齿不整齐"。她的全身病史及牙科病史中根尖外吸收相关危险因素均为阴性，并且她没有任何口腔不良习惯或面部、牙齿外伤史。她的身高和体重与年龄相符，并且仍在发育。

图7.8 治疗前全景片（临床病例2）。

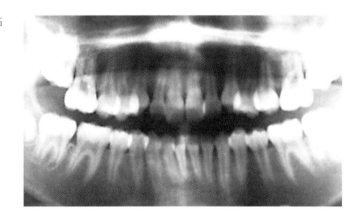

图7.9 治疗前根尖片（临床病例2）。

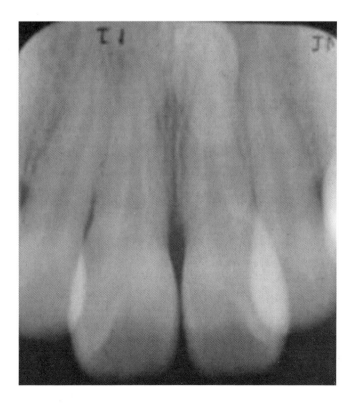

临床检查发现她牙槽前突，唇肌张力较大，有轻度牙列拥挤和前牙扭转。前牙覆𬌗覆盖正常。面部美观、中线、微笑弧度等尚可接受。

头影测量显示患者为骨性Ⅱ类1分类错𬌗畸形——ＡＮＢ=6°，下颌后缩（ＳＮＢ=75°）。切牙前突（Steiner分析法：30°时7mm，37°时10mm）。

- 上下颌切牙交角=106°。
- 下颌中切牙–下颌平面交角=102°。
- 上颌中切牙–SN平面交角=111°。
- 薄龈生物型。

21牙（左上颌中切牙）根尖弯曲，牙根形态异常，且根尖附近有一结节。

治疗结果：治疗结束保持6个月后，全科牙医拍摄了新的根尖片。显示根尖外吸收已完全停止，牙根长度未进一步变短。牙周检查未发现牙齿松动。患者继续全天佩戴Hawley保持器。

5   二次正畸治疗

偶尔患者没有遵医嘱佩戴保持器，导致错𬌗畸形复发需要再治疗。这些患

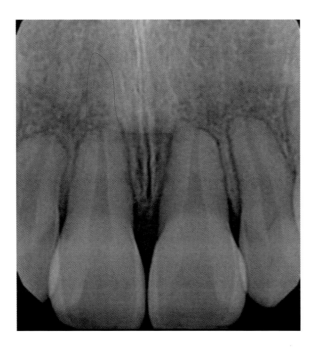

图7.10   治疗后根尖片（临床病例2）。

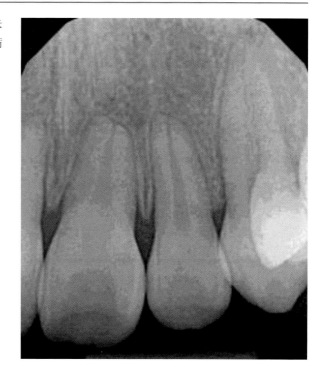

图7.11 矫治器拆除6个月后。未发生进一步根尖外吸收（临床病例2）。

者可能在前期治疗时发生过根尖外吸收，导致现在牙根较短。这种情况与没有接受过正畸治疗但牙根仍然很短的患者处理方式并无二致（见前述部分及第5章）。如果4颗上颌切牙牙根长度均减少了一半以上［根据病历记录、已有的治疗前或治疗后根尖片（最佳）或估计］，那么以下是一个较好的处理办法：

（1）确保患者前一次正畸治疗已完成12个月以上。

（2）确保患者知晓牙根较短的牙在后续治疗过程中牙根可能会进一步变短，但研究表明，牙根变短并不一定意味着牙齿脱落。

（3）将上述第2条以书面形式记录或录音记录。

（4）不要使用任何方丝，并确保开始治疗时托槽完美粘接至正确位置（避免后期调整）。

（5）尽快完成治疗。

（6）治疗结束后13-23牙使用Zachrisson保持器（舌侧丝）保持，除非医生非常确定牙齿不会移动，则使用Hawley保持器或Essix（透明压膜）保持器保持。

（7）确保患者的口腔修复医生知晓相关情况。

第8章 治疗方案

Treatment Options

Glenn T. Sameshima

　　明确牙根吸收患者治疗方案的关键在于：①明确引起吸收的危险因素；②对患者和主管医生进行与牙根吸收相关的宣教；③为患者确定最佳的治疗方案，其中包括降低治疗目标和制订备选方案。Justus（2015）指出，有5种方法可以预防或规避根尖外吸收：

（1）功能矫形改善严重骨性Ⅱ类错𬌗。

（2）尽早阻断上颌尖牙的近中向萌出。

（3）序列拔牙调整萌出路径（咬合诱导）。

（4）腭舌刺矫治器矫正前牙开𬌗。

（5）正颌手术以避免长距离正畸牙移动，避免牙根与骨皮质接触。

　　生长改建可以避免拔牙矫治和/或腭向及远中移动上切牙牙根。减少上切牙的腭向/远中向移动能降低上颌尖牙萌出时损伤侧切牙牙根风险。任何情况下，采用舌腭刺矫治器纠正由不良舌习惯所导致的前牙开𬌗都可达到一定的疗效；但如果是骨性开𬌗，有效的代偿治疗方法是利用骨性支抗压低后牙段；若患者存在根尖外吸收危险因素时，采用正颌手术矫正骨性开𬌗也不失为可选择的治疗方案。然而，方案制订时，也必须考虑第5章"外科手术病例"一节中介绍的上颌外科手术也是根尖外吸收的危险因素。

　　针对具有根尖外吸收危险因素的患者，我们拟定了以下的基本应对原则。正

G. T. Sameshima (✉)

Advanced Orthodontics, Herman Ostrow School of Dentistry of the University of Southern California, Los Angeles, CA, USA

e-mail: sameshim@usc.edu

G. T. Sameshima (ed.), *Clinical Management of Orthodontic Root Resorption*,
https://doi.org/10.1007/978-3-030-58706-2_8

畸治疗开始前就已存在的上颌切牙短根现象是大部分临床医生最为担心的情况。

（1）不治疗。

（2）对有根尖外吸收风险的牙齿不粘接矫治器。

（3）避免根尖移动。

（4）缩短治疗时间。

（5）适当降低矫治目标。

（6）拔牙和种植。

（7）牙髓治疗与根尖外吸收。

（8）早期矫治。

1　不治疗

有时候最好的治疗方式是不治疗或不做正畸治疗。贴面或其他修复方案可能是首选。拔除短根牙本身并不能作为种植的理由，但是在某些情况下，这可能是最好的方法。

2　对有根尖外吸收风险的牙齿不粘接矫治器

在不影响整体治疗效果的情况下，不在具有根尖外吸收高风险的牙上结扎或粘接任何托槽或附件；如果无法避免矫治器在牙根吸收高风险的牙上使用，则仅在排齐和关闭间隙的必要时刻进行相应的矫治器粘接。托槽粘接位置务必准确，避免后续弯制弓丝调整牙位或重粘托槽。

3　避免根尖移动

正畸医生必须减少根尖移动，包括控根移动和整体移动。避免往复运动的情况下，一定程度的旋转移动和倾斜移动是可以接受的。正畸医生必须预先告知患者需要进行频繁的影像学检查。

4　缩短治疗时间

治疗时间不得超过该类错𬌗畸形的一般治疗时间。治疗目标可能不得不做出妥协。患者的配合（按时复诊以及爱护矫治器）对缩短治疗时间极其重要。必须监测口腔卫生，并对此采取适当的措施。

5　适当降低矫治目标

如Justus之前所提到的，治疗目标必须进行相应的改变或调整。为了减小牙根吸收高风险牙的正畸移动，必须考虑降低矫治目标。如果决定采取全面的正畸综合治疗，患者必须认识到该治疗方案的风险（见第7章）。

6　拔牙和种植

拔牙病例通常需要更长的时间。但若采取正确的生物力学机制和减少风险牙的移动，采取拔牙措施矫治对有中度至重度拥挤病例是可行的。适量的邻面片切也可以用于缓解拥挤。未能达到理想或预期矫治目标的，一定确保患者知晓这一情况，例如未能完全达到正常覆𬌗覆盖，覆𬌗覆盖需在可接受的范围内。Carlier等（2019）在治疗一名14岁患有特发性牙根吸收的患者时，为了避免牙根吸收的发生，医生先实施了下颌手术（术中施行超声骨刀骨皮质切开术）的治疗方案。

7　牙髓治疗与根尖外吸收

临床经验和正畸方向（和牙髓方向）文献倾向于支持根管治疗后牙不会发生根尖外吸收这一观点。Bender等（1997）报道了系列病例回顾（43例患者）后提出了这个观点。Sameshima和Sinclair（2001）对1000多名患者进行了全面研究，发现有根管治疗的牙齿没有出现根尖外吸收。Spurrier等（1990）与Mirabella和Artun（1995）也有相似的发现及报道。Walker在2010年所发表的系统评价中，由于没能纳入足够的随机对照试验，该系统评价没有得出任何定论。在一项自身半口对照研究中发现，在正畸牙移动后，根管治疗后的上颌切牙出现根尖吸收，但较对照组没有显著性差异（Llamas–Carreras等2012）。Kolcuoğlu和Oz（2020）在半口对照设计的研究中，发现根管治疗后的牙根尖外吸收程度减轻；先前的一项自身左右牙列半口对照设计的研究（Lee YJ和Lee TY 2016）也发现，与对侧的活髓牙相比，根管治疗后的牙较少出现根尖外吸收或不会发生根尖外吸收。

8　早期矫治

采取双期治疗。在Brin等学者（2003）的研究中，单期治疗组的患者切牙发生中度、重度根尖外吸收的比例略高于双期治疗组。最近有报道指出，双期正畸治疗的患者，发生根尖外吸收的概率降低了41%（Fernandes等2019）。但上述发现没有考虑根尖发育程度和牙移动距离的影响，根尖未发育完成的牙齿通常不会出现牙根吸收（Mavragani等2020），见第3章以了解可能的机制。一篇未发表的毕业论文（Do 2002）指出，当牙根未发育完成时，采用正畸力移动牙齿后，少部分牙根无法发育到其全长。但通常来说，未发育完成的根尖似乎有抵抗牙根吸收的作用。锥形牙和小的侧切牙的牙根吸收风险与其他牙齿无明显差异（Kook等2003）。

预防因尖牙或其他阻生牙的萌出而引起的牙根吸收。有充分的文献证明，异位或正常萌出的尖牙常常会导致上颌侧切牙的吸收。在正畸牙移动过程中，根尖外吸收会受到正畸治疗中其他诱发因素的间接影响（见第10章）。然而，若临床医生认为尖牙萌出时太靠近侧切牙牙根或萌出道使得它太接近侧切牙牙根，可以采取一些措施以避免侧切牙牙根损伤（Schroder等2018；Grybiene等2019）。①拍摄清晰的CBCT图像。2006年，Bjerklin在一项对113例儿童留存上颌尖牙的研究中发现，在传统的初始正畸记录上加上CT扫描，改变了44%病例的治疗方案，这主要是因为三维图像可以显示哪些牙齿受损更多，而其他牙齿则损伤更少。②尽早拔除上颌乳尖牙。③在牙弓长度不足的情况下，除拔除乳尖牙外，用RME扩大牙弓。

让我们来看一个例子，说明本章和前几章提到的几个要点（图8.1～图8.4）：

患者是一名13岁的男孩，主诉为"有一颗尖牙阻生"。他和他的家人都急于开始治疗，家里没有人曾经接受过任何类型的正畸治疗。患者无外伤史和不良口腔习惯，尽管对严重的口腔疾病及全身疾病了解有限，但是其明确否认有任何严重的口腔或全身疾病。患者为凸面型、牙齿突、唇肌紧张。头影测量显示有轻微的双颌前突，伴骨性Ⅰ类殆关系。牙齿中线齐，上下牙列均存在拥挤，右上颌侧切牙疑似缺失，左上颌尖牙完全位于牙弓外，下颌前磨牙缺失2颗。右上颌第一磨牙至右侧尖牙与下颌牙齿呈反殆。ABO不调指数 > 20。患者有多颗短根牙齿，上颌中切牙和4颗第二前磨牙最为明显。左上颌侧切牙因尖牙的萌出可见牙根损伤（图8.2）。

预防措施

（1）避免长时间治疗。

（2）避免切牙和第二前磨牙的长距离根尖移动，避免较大的转矩。

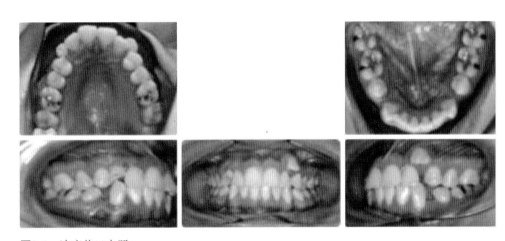

图8.1　治疗前口内照。

图8.2　治疗前全景片。

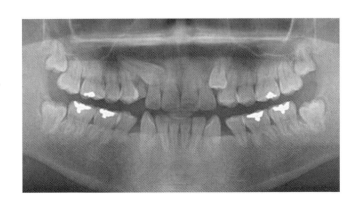

治疗方案

（1）不进行正畸治疗：拔除左上颌尖牙，患者咬合自行调整。

（2）正畸治疗：拔除上颌侧切牙及1颗下切牙。

（3）正畸治疗：拔除3颗前磨牙以解除拥挤并改善面型。

（4）正畸治疗：拔除4颗前磨牙使尖牙达到Ⅰ类关系，为上颌切牙创造理想的空间，并计划拔除这3颗切牙，患者21岁时用4颗种植体修复上颌切牙。

经过深思熟虑，正畸医生决定拔除3颗前磨牙，并用尖牙代替缺失的右上颌侧切牙。同时告知该患者的父母，为了得到理想的结果，患者的牙根可能会变短。在治疗开始时，所有牙齿上均粘接固定矫治器。治疗中使用的最硬弓丝是0.016英寸×0.022英寸不锈钢方丝。治疗过程中拍摄了2次全景片。18个月时全景片显示出现根尖外吸收，随即停止治疗并拆除矫治器（图8.3和图8.4）。

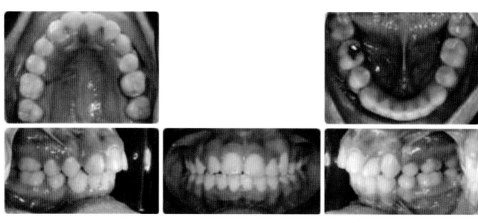

图8.3　治疗结束时口内照。

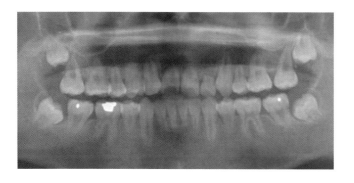

图8.4　治疗结束时全景片。

扫一扫即可浏览
参考文献

第 9 章 根尖外吸收的远期预后

Long-term Prognosis of EARR

Glenn T. Sameshima

1 简介

对于临床医生来说，这也许是本书中最重要的一章！出现明显的牙根吸收会令正畸医生尤其不安（参见上一章）。牙根短的牙齿是否仅因牙根短而脱落风险更高？与冠根比有什么区别吗？患者的年龄与预后有关系吗？功能正常还是异常？患者的健康状况如何？如果不止一颗牙齿受到影响怎么办？好消息是以上问题的答案都是否定的，牙齿脱落的风险不会增加！

2 远期预后良好的基础

任何受过正规训练的牙医都应该意识到——决定牙齿长期寿命的首要因素是牙周组织的健康状况。牙周病学家一直对正畸医生的担心感到困惑，因为正畸医生担心牙根短的牙齿会过早脱落。从生物学和生理学角度来看，无论牙根长短，健康牙周组织的牙齿都应该比它附着的牙体组织拥有更长的寿命。事实上，随着人类年龄的增长，根尖周围的牙骨质厚度逐渐增加（不要与病理情况下的牙骨质瘤混淆）。牙骨质增生是老年人牙骨质沉积的一种异常形式。这个事实是有据可查的，人类学家和来自其他学科的科学家实际上使用这些信息计算根部牙骨质

G. T. Sameshima (✉)

Advanced Orthodontics, Herman Ostrow School of Dentistry of the University of Southern California, Los Angeles, CA, USA

e-mail: sameshim@usc.edu

© Springer Nature Switzerland AG 2021

G. T. Sameshima (ed.), *Clinical Management of Orthodontic Root Resorption*,

https://doi.org/10.1007/978-3-030-58706-2_9

"环"的数量来估计一个人的年龄，类似于根据计算树干中的环来估计树木的年龄（Gupta等2014）。由于牙根的三维几何形状，牙齿根尖1/3的牙根表面对牙齿的牙周支撑作用很小（Consolaro 2019）。

3　远期预后：文献

这里真正的问题是牙根短的牙齿预后如何？其次，正畸牙移动引起的根尖外吸收与先天性牙根短的牙齿预后是否不同？后一个问题的答案是否定的，因正畸牙根短的牙齿和自然牙根短的牙齿在命运上没有差异。以下各段回答了牙根短的牙齿预后如何。

证据是什么？如果我们回顾临床经验，大多数正畸医生和牙医可能会承认，除了外伤和牙周病，他们从未见过牙齿仅因为牙根短而脱落。Falahat等（2008）几年后研究了32颗牙根吸收的切牙（因尖牙萌出）。他们发现其中13颗牙齿自然修复，12颗没有变化，7颗牙齿发生了进一步吸收，没有牙齿有脱落的危险。Becker和Chaushu（2005）发现，由于尖牙萌出引起牙根严重吸收（非根尖）的上颌侧切牙可以进行正畸移动。在该研究中，发生根尖外吸收导致冠根比增加20%的牙齿长期仍然可以保持稳定。

根据病例报告和长期队列研究，一般而言，伴有根尖外吸收的牙齿与其后期的脱落之间似乎没有真正的关联。Remington等（1989）回顾了14年后因正畸治疗发生根尖外吸收的100名患者，并没有发现牙齿受累。Savage和Kokich Sr（2002）介绍了3个在治疗多年后回访的上颌切牙严重根尖外吸收的病例，他们没有发现进一步的问题，但强调需要采用跨学科的方法来长期保持牙齿。另一项研究（Jönsson等2007）回顾了出现显著根尖外吸收的患者，他们发现如果牙齿长度＜9mm，25年后牙齿的松动度会显著增加，但没有更大的风险。Marques等（2011）报道了一例正畸治疗后上颌4颗切牙均出现严重根尖外吸收的病例，该病例在25年后牙齿依然稳固，没有进一步的根尖外吸收或其他问题。在第10章中，我们讨论了因尖牙萌出而导致根部受损的上颌侧切牙的命运，但简而言之，这些牙齿仍然可以安全地进行正畸移动并且长期稳定（Bjerklin和Guitirokh 2011）。然而，尚未见针对根尖外吸收患者的长期前瞻性研究，这将真的很有启发性。

无论是什么原因（先天性或根尖外吸收），牙根短的牙齿不会有更高的脱落风险，除非活动期的、未经治疗的牙周问题，否则牙根短的牙齿就不会脱落。种植牙的成功开展可能会影响少数修复医生，这些修复医生错误地通过拔牙和种植来替换牙根短的健康牙齿。只要牙齿没有过度使用，牙齿保持6个月后就会稳定下来，包括那些牙根短的牙。但是，与牙根长的牙齿相比，如果直接受到拳头或方向盘等外伤事件的影响，显然短根牙齿脱位的可能性更大。有人建议，在田径运动中上颌切牙牙根短的人更应该戴护口器，但没有随机对照试验（RCT）对此进行过测试。

3个临床病例说明了这些原则（图9.1～图9.14）。图9.15是第5章的随访病例——拆除托槽4年后。

临床病例1（图9.1～图9.3）

女性患者，开始治疗时15.3岁，主诉为"咬合不佳"，身体状况良好，无任何诱发因素。患者表现为骨性 I 类错𬌗和前牙反𬌗。上颌左侧切牙先天缺失，

图9.1 治疗前全景片（临床病例1）。

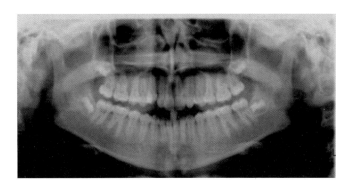

图9.2 治疗后全景片显示广泛的中度至重度根尖外吸收。医生立即将此情况告知患者和全科医生，讨论并记录了患者的病因和预后。在6个月的保持器复诊中，牙齿均无松动（临床病例1）。

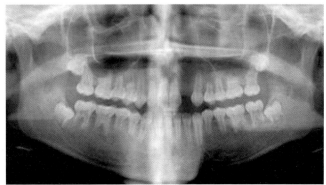

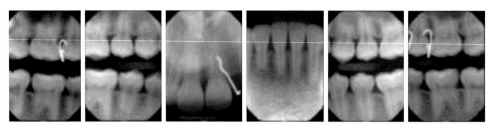

图9.3　拆除矫治器4年后，未发现进一步的根尖外吸收，牙齿和正畸结果非常稳定，患者仍然戴着她的保持器（临床病例1）。

无中线。治疗计划是为缺失的牙齿创造种植空间并唇倾上颌切牙以矫正前牙反𬌗。患者使用0.022英寸槽沟的直丝弓托槽完成了非拔牙正畸治疗，共28个月，治疗中Ⅲ类牵引和中线区域的牵引配合良好。

临床病例2

患者使用固定矫治器进行正畸治疗，疗程30个月。上颌4颗切牙都有严重的根尖外吸收（图9.4）。图9.5是随访7年的根尖片。患者无症状，牙齿无松动，未发生进一步的根尖外吸收。

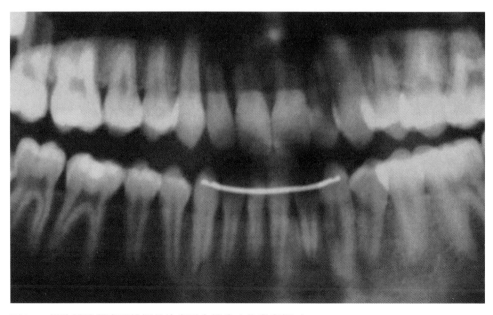

图9.4　拆除矫治器当天拍摄的治疗后全景片（临床病例2）。

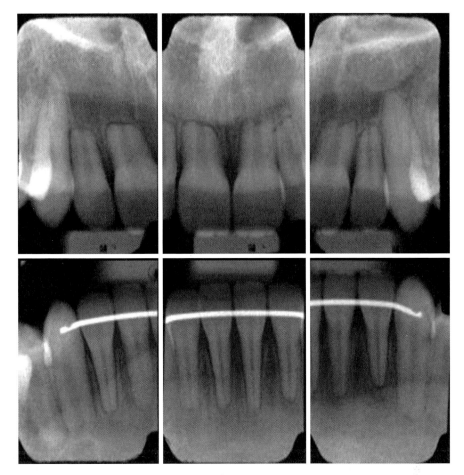

图9.5　拆除矫治器7年后拍摄的根尖片（临床病例2）。

临床病例3

初诊病例（图9.6）。亚裔女性患者，24岁，主诉为"深覆殆，上门牙突"。既往无正畸治疗史。深覆盖和深覆殆，唇张力大，骨性和牙性Ⅱ类1分类。

治疗总结：

首先请注意治疗初始阶段根尖片与全景片中所示的切牙根长差异。由于上颌切牙非常唇倾，随着治疗的进行，其牙根显得更长；这是因为治疗中上颌切牙更加舌倾。治疗结束时，2颗上颌切牙的根尖外吸收约为3mm。在保持后的所有时间点均未见进一步的根尖外吸收（图9.8～图9.13），牙齿稳定无松动。8年后回访（图9.14），患者带着她的第一个孩子来到诊所，她对结果仍然很满意。她咨询了有关治疗结果的一些内容，医生向她展示了治疗前和治疗后的X线片，并告知她之后要按时随访。她每年都去看她的全科医生，全科医生会定期检查她的牙周状况。患者说她的全科医生发现她的牙齿如此稳固感到非常惊讶。

临床病例4

下一个病例由中国台湾台北的Ernest Jou博士提供。

这个病例在第5章作为因治疗时间长而导致根尖外吸收的一个例子。上颌切牙存在广泛（根尖圆钝）且显著的根尖外吸收。4年后拍摄的全景片（图9.15）显示未见进一步的根尖外吸收，并且患者无症状、无牙齿松动。全科医生发现了根尖外吸收，强调了良好口腔卫生对健康牙周组织的重要性。患者完全了解情况，明白后期牙齿脱落的风险是微乎其微的。

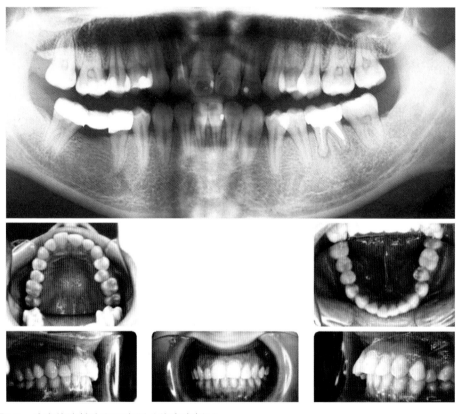

图9.6　治疗前放射片和口内照（临床病例3）。

图9.7　右图为治疗1年的根尖片，左图为拆除矫治器前1个月的根尖片（临床病例3）。

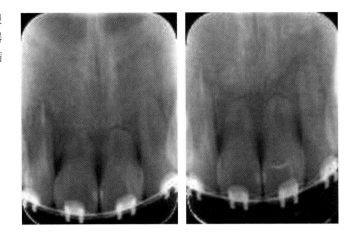

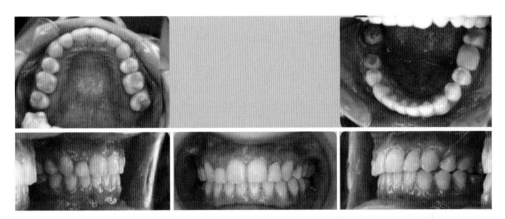

图9.8　治疗后口内照（临床病例3）。

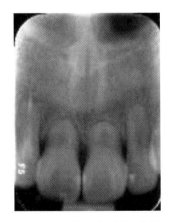

图9.9　治疗结束随访6个月的根尖片（临床病例3）。

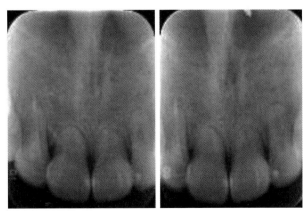

图9.10　治疗结束随访2年的根尖片（临床病例3）。

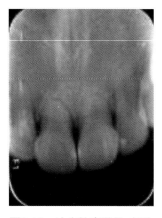

图9.11　治疗结束随访3年的根尖片（临床病例3）。

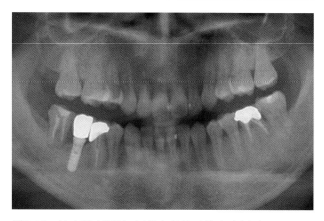

图9.12　治疗结束随访4年的全景片（临床病例3）。

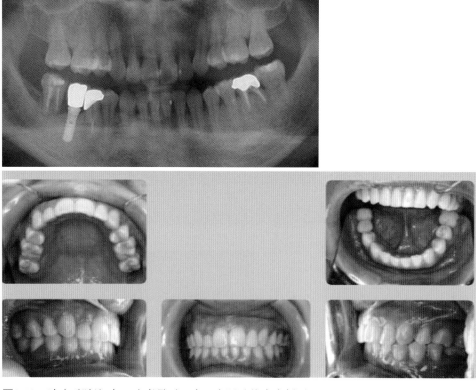

图9.13　治疗后随访6年，患者最后一次口内照（临床病例3）。

图9.14　治疗后随访8年的全景片（临床病例3）。

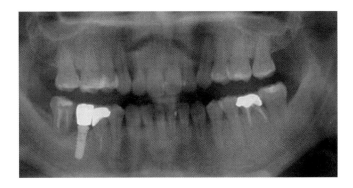

图9.15　第5章临床病例8随访4年后的全景片。由于治疗时间长且有阻生牙，因此该成年患者发生了显著的根尖外吸收。治疗结束后未见进一步的根尖外吸收（参见P64，临床病例8）。

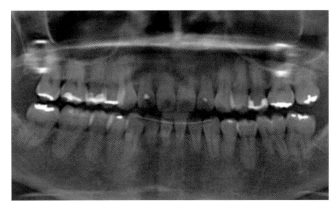

扫一扫即可浏览

参考文献

第10章 阻生牙所致的牙根吸收

Resorption of Impacted Teeth

Glenn T. Sameshima

1 简介

关于牙齿阻生的发生原因和过程，目前尚有许多未解之谜。在高加索人群中，上颌阻生尖牙最常出现腭侧阻生（Strbac等 2013），而亚洲人群中，最常出现的是颊侧阻生。在乳牙列到恒牙列的替换过程中，恒牙萌出过程中会吸收掉乳牙的牙根。通常，这一吸收过程由牙囊来完成（Becker和Chaushu 2015）。Brin等（1993）与Ericson和Kurol（2000）报道，邻近正在萌出的尖牙压迫上颌侧切牙的牙根，导致上颌侧切牙出现严重的牙根吸收。文献报道，侧切牙牙根根尖1/3是最常受到损伤的部位。

在有能力常规拍摄CBCT的地方，CBCT提供的三维影像可以加深我们对牙根吸收的认识和诊断。

2018年《JADA》发表了一篇关于阻生尖牙的系统评价（Schroder等 2018）。尽管由于缺乏高质量的证据（没有RCT或者病例对照研究）结果尚无定论，但笔者提出，从他们的结果中发现，迟萌或者未经治疗的上颌尖牙可能会导致邻近的侧切牙和中切牙发生吸收。随着三维图像质量的提高，越来越多的证据表明，许多切牙牙根发生了吸收。Hadler–Olsen等发现，在无阻生尖牙的情况下，1/3的上颌侧切牙的牙根有根尖部以外的牙根吸收，而在邻近尖牙阻生的情况下，几乎有

G. T. Sameshima (✉)
Advanced Orthodontics, Herman Ostrow School of Dentistry of the University of Southern California, Los Angeles, CA, USA
e-mail: sameshim@usc.edu

© Springer Nature Switzerland AG 2021
G. T. Sameshima (ed.), *Clinical Management of Orthodontic Root Resorption*,
https://doi.org/10.1007/978-3-030-58706-2_10

2/3的上颌侧切牙的牙根发生了根尖部以外的牙根吸收。Becktor（2005）报道了一个现象，他们发现第一磨牙阻生/异位与尖牙阻生具有很强的相关性。

对临床医生来说，现在尚不清楚的问题有：

（1）牙囊本身会引起其他牙齿的牙根吸收吗？一般认为正在萌出的尖牙牙囊可能在无意中损伤侧切牙牙根，但尚无证据正面这种认识是正确的。Ericson和Kurol（1987a，b；1988）在一系列经典研究中对这一理论提出了质疑。他们的研究发现，牙囊和牙根吸收之间并没有关联性。近年来类似的研究提示，牙囊可能甚至具有保护效应，实际上牙囊与阻生/正萌牙的牙冠及处于其萌出道上的牙直接接触。Ericson（2000，2002）利用三维影像发现，牙囊与牙根表面的吸收没有相关性。他们认为牙根吸收的主要原因是尖牙牙冠的牙釉质与侧切牙牙根的直接接触。Alemam的一项采用CBCT的研究也证实了这一观点，尖牙牙冠与切牙牙根的直接接触是唯一明确的重要因素（2000）。Dağsuyu等（2017）利用CBCT测量了牙囊宽度，得出结论：我们的研究并不能证实上颌阻生尖牙的牙囊增宽会增大邻近侧切牙的吸收风险。Rafflenbeul等（2019）针对牙囊宽度的研究得到了类似的结论，并发现牙囊的宽度与缺失或锥形侧切牙及牙根吸收没有相关性。无论理论如何，如果一颗正在萌出的尖牙疑似导致了侧切牙牙根吸收，正畸医生和外科医生应该将尖牙从侧切牙牙根旁移开。

（2）第二个问题是关于囊肿。传统意义上将宽度（二维放射影像上牙冠与牙囊壁间最大距离）>2mm的牙囊称为牙源性囊肿或含牙囊肿。牙囊的宽度必须经过测量，但本章图10.1上颌尖牙牙冠周围的透射区看上去似乎正常，但是却造成了上颌侧切牙和中切牙牙根非常明显的大面积吸收。三维影像扩展了二维影像的判断，囊肿的鉴别诊断必须包括其他特征，如囊肿的大小、增速和其在二维或三维上的影像学特征。根据Becker和Chaushu（2005）的研究，牙源性囊肿与正常牙囊的衬里具有同样的组织学来源。

（3）哪个理论是正确的？上颌尖牙的萌出是依据尖牙引导理论还是遗传理论？可能两个都相关，而且可能是两个理论共同作用。临床和研究的证据似乎这两个理论都支持（Alqerban等2009）。

图10.1　因上颌尖牙萌出导致典型的上颌侧切牙吸收。

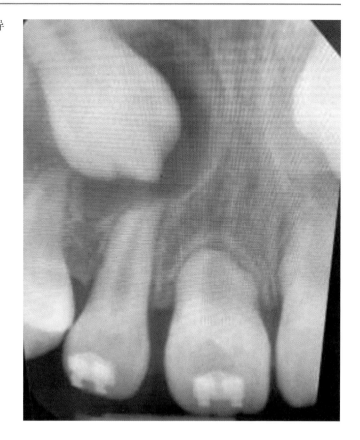

临床病例1

在这个病例中乳尖牙没有被拔除（令人不解的是，患者家长之前从未就诊），图10.2和图10.3展示了治疗的顺序。

图10.2　治疗前全景片。注意右上颌尖牙的位置。尽管患者是13岁的男性，但根据尖牙引导理论，如果乳尖牙被拔除，那么上颌尖牙正常萌出的概率将会得到显著提升（临床病例1）。

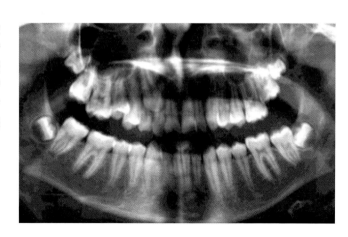

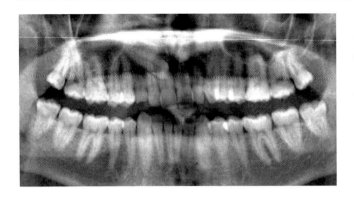

图10.3   6年后患者19岁时的全景片显示患者未进行任何治疗，尖牙萌出道发生明显变化，幸运的是未发生任何其他切牙牙根损伤（临床病例1）。

临床病例2

女性患者，11岁，否认全身病史，患者家长不能确定是否受过外伤，牙釉质广泛性矿化不良。主诉为"牙齿阻生"。图10.4～图10.9描述了这个病例的进展。

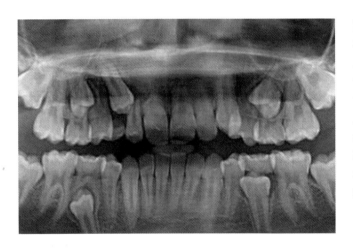

图10.4   治疗前全景片显示右上颌尖牙异位萌出的混合牙列晚期患者。上颌2颗中切牙的牙根较短，右上颌侧切牙及中切牙牙根形态不规则，可能存在吸收。正畸医生的治疗计划是立即拔除乳尖牙，然后粘接固定矫治器持续轻力治疗（临床病例2）。

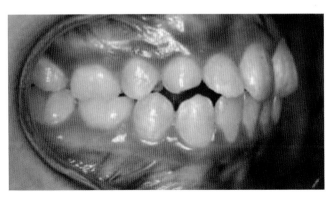

图10.5   治疗前右侧口内照。病历记录中，隆起的尖牙在口内不可见，但可以触及（临床病例2）。

图10.6 粘接矫治器数月后拍摄的CBCT部分层面影像。治疗中使用的是轻力镍钛圆丝（临床病例2）。

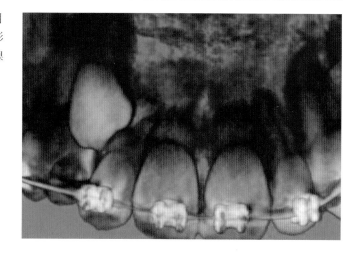

图10.7 是图10.6中拍摄区域的不同视角。注意尖牙与侧切牙的距离有多近，很可能是萌出的尖牙牙冠导致了侧切牙远中面的吸收（临床病例2）。

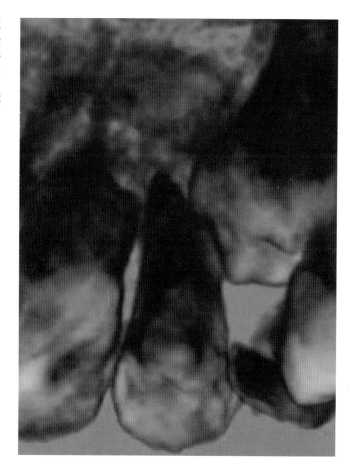

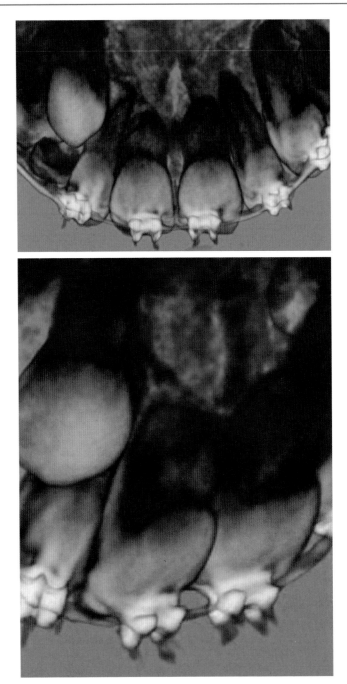

图10.8 来源于同一医学数字影像文件更殆向的视角，注意右侧侧切牙的牙根长度与左侧侧切牙是相同的，说明了获得真正的三维视图的重要性。右上颌中切牙的牙根比左侧同名牙短，并且在其近中根方有一个缺损，缺损是后天的还是先天的呢？如果没有以前的立体图像则很难确定，但临床医生会强烈怀疑是尖牙牙冠造成的（临床病例2）。

图10.9　这是同一区域的另一视角，采用过滤器减弱硬组织的影像，以便更好地显示牙槽骨。从这个影像可以看出，尖牙最初在侧切牙牙根的更近中萌出，然后向更近中方向下降。牙冠近中的骨缺损不是伪影，但随着牙齿萌出到其正常位置，牙冠近中的骨缺损应该会被修复。注意这是放置镍钛圆丝施加初始轻力4周后的影像，施加在切牙的力极小（临床病例2）。

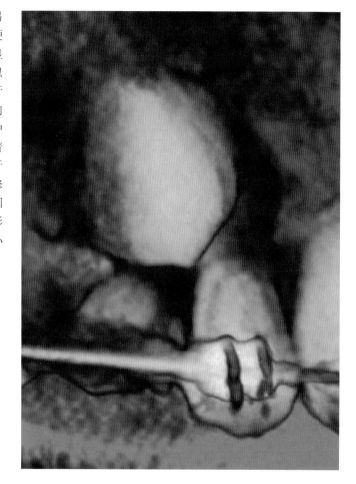

临床病例3　大囊肿

通过此病例（图10.10和图10.11），解释了我们在之前的章节提到上颌侧切牙为什么是最易受到影响的牙齿。

临床病例4

以下图片展示的病例令人怀疑，在替牙期，牙囊或含牙囊肿是造成邻牙牙根损伤的原因（图10.12～图10.14）。该患者是由他们的家庭牙医推荐到正畸医生就诊，评估缺失的右侧尖牙和患者父母关心的间隙问题。遗憾的是只有一些全景片可以回顾。这位健康女孩7岁时的全景片可见：混合牙列期，安氏Ⅰ类错𬌗，覆𬌗覆盖正常。否认全身病史。

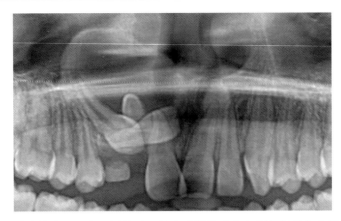

图10.10   治疗前全景片显示右上颌前牙区的大囊肿导致右上颌侧切牙和尖牙异位。此囊肿是由右侧侧切牙导致。上颌的双侧可见多生牙。右侧多生牙已被囊肿挤压移位。这张图显示的是典型的冠周边界清晰的单囊性囊肿。这些囊肿通常富含囊液，影像上显示为透射区。真性囊肿虽然很罕见但是可以导致邻牙的吸收。相反，囊肿的扩张性生长会导致其他牙齿移位（尤其是年轻恒牙），而且可以使这些牙齿发生任何方向或是长距离的移位（临床病例3）。

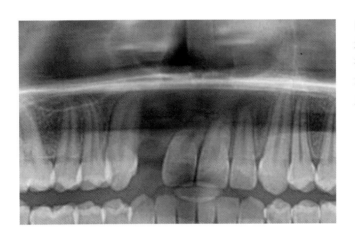

图10.11   治疗后全景片显示侧切牙和双侧的多生牙都被拔除。请注意囊肿引起的右上颌中切牙牙根弯曲（临床病例3）。

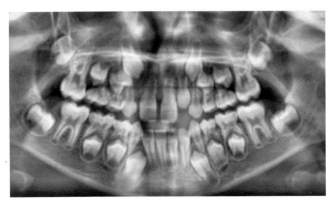

图10.12   治疗前全景片显示右上颌侧切牙缺失，中切牙牙根短且形状不规则，正在萌出的尖牙位置正常（临床病例4）。

全景片显示右上颌阻生尖牙已导致了侧切牙和中切牙的吸收，透射区范围从尖牙的牙冠延伸到右上颌中切牙的根尖1/3。而CBCT影像提示损害范围似乎更小一些，右上颌侧切牙牙根较左侧更细、更不规则。右上颌中切牙牙根较左侧更短、更不规则。如果Juri Kurol早前提出的尖牙诱导理论是正确的，那么右上颌尖牙最初的萌出道很有可能是靠近右上颌中切牙牙根的。无论如何，临床治疗方式是一样的：通过外科开窗的方式暴露尖牙，加力使尖牙牙冠离开侧切牙牙根。

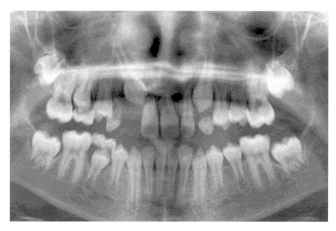

图10.13　2年后一期治疗结束。在第一阶段中利用2×4矫治技术排齐现有上颌前牙，根尖移位量是微乎其微的。上颌2颗中切牙有中等程度的牙根不规则吸收。正在萌出的尖牙牙囊扩大。但是很难解释左上颌中切牙的损伤原因（临床病例4）。

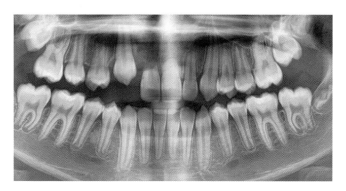

图10.14　一期治疗2年后，当右上颌乳尖牙被拔除，13牙冠方的透射区不能诊断囊肿，但其对上颌2颗中切牙造成了极其严重的损害。全景片可见透射区域的近中边界不清，提示囊肿正在愈合或有新发的囊肿（临床病例4）。

2 总结和要点

正在萌出的牙齿可能会引起一些问题，包括牙弓内所有恒牙的牙根吸收，但上颌尖牙和下颌第二磨牙是最可能造成其他牙齿损伤的牙齿。上颌尖牙在发育和萌出过程中与侧切牙距离很近。基于三维数据研究的大量新证据让人们对这个问题的严重程度有了新的认识，这个问题实际上比想象的都要严重：三维影像显示很少有上颌侧切牙的牙根不受邻近尖牙的影响。实际上，尖牙萌出过程中，一些侧切牙经受了巨大的损伤，但令人惊奇的是，它们中的大多数后期却未发生其他问题。研究也表明，牙根表面具有惊人的愈合能力，即使在无意中被微种植体损伤，牙根依然能保持活力和功能。

临床上，医生应通过检查对侧和对颌牙弓萌出时间，对全景片上提示可能有萌出异常的牙齿积极地拍摄三维影像。牙齿的萌出年龄和方式对临床诊断也非常重要。不管理论如何，如果尖牙的牙冠接近侧切牙，且尖牙的牙根发育超过一半，则提示应该进行早期干预。如果邻牙牙根出现弯曲（牙源性囊肿）或者吸收（比如成釉细胞瘤或者牙源性角化囊肿），医生还应该怀疑存在囊肿或其他病理情况。在全景片上，腭侧阻生尖牙的正常牙囊可能会看上去很大，这也是需要拍摄CBCT来准确判断牙囊边界及尖牙牙冠和侧切牙牙根之间距离的另一个原因。有经验的外科医生和牙周医生必须能暴露这样的牙齿，尤其在年纪比较小的患者，之后正畸医生需要在手术前确保能提供有效的支抗牵引阻生的尖牙。

上颌尖牙阻生是否会增加切牙根尖外吸收的风险？除了影像学上的证据证明阻生尖牙对邻牙的损伤，阻生的尖牙可能还会产生一些未知和有害的影响，这一观点看似有道理。但一项研究（Brusveen等2012）推翻了这一观点。这项研究发现，尖牙阻生患者与对照组在根尖外吸收方面没有显著差异。一旦将阻生尖牙从邻近的切牙旁移开，在正畸治疗过程中发生根尖外吸收的风险就不会再增加。

扫一扫即可浏览

参考文献

第11章　未来的方向

Future Directions

Glenn T. Sameshima

1　简介

让我们来学习最后一个病例，病例由日本大阪的Hideo Nakanishi详细记录。该病例阐明了本书试图讲授的许多观点，意料之外的结果会让读者也感到惊讶。

2　诊断和治疗计划

这位19岁的女性被她的全科牙医建议来评估左下颌第二磨牙的阻生情况。患者体健，无外伤史或不良口腔习惯。无发音或呼吸道问题。患者笑容饱满，唇肌轻微紧张，自诉为"门牙前突严重"。头影测量显示为骨性 I 类伴轻度牙槽骨突出。牙列中度拥挤，薄龈生物型。口腔卫生良好。鉴于患者无外科拔牙史，推测左下颌阻生磨牙为第二磨牙，第二磨牙部分牙冠在口腔内可见，左下颌第三颗磨牙缺失，其他的第三磨牙均存在。治疗过程的口内照和X线片顺序如图11.1～图11.14所示。

2.1　初始正畸记录

治疗前正畸记录如图11.1～图11.3所示。

G. T. Sameshima (✉)
Advanced Orthodontics, Herman Ostrow School of Dentistry of the University of Southern California, Los Angeles, CA, USA
e-mail: sameshim@usc.edu

© Springer Nature Switzerland AG 2021
G. T. Sameshima (ed.), *Clinical Management of Orthodontic Root Resorption*,
https://doi.org/10.1007/978-3-030-58706-2_11

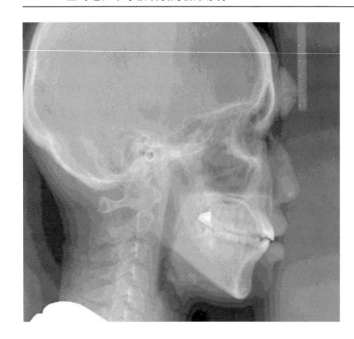

图11.1 治疗前头影侧位片。患者双颌前突，唇肌紧张，凸面型。主诉为"门牙前突严重"。覆盖为0，有开𬌗趋势，下颌平面角大于正常值。

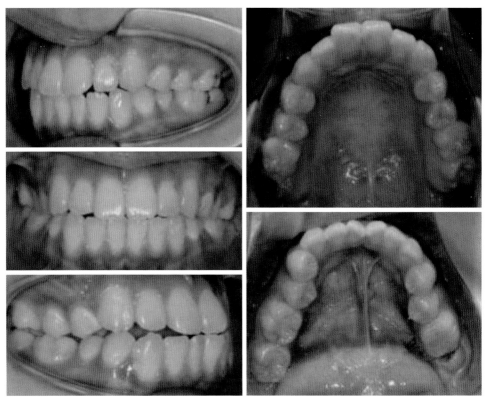

图11.2 治疗前口内照。

图11.2（续）

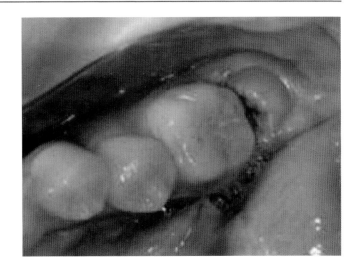

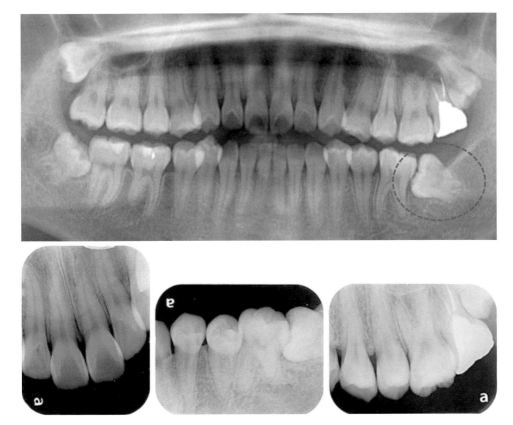

图11.3　治疗前X线片显示左下颌第二磨牙近乎水平阻生，牙根形态不清晰。

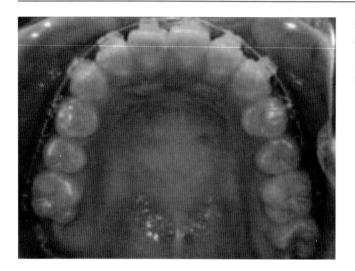

图11.4 右上颌第二磨牙因位置及形态不佳已拔除，第三磨牙已经开始在第二磨牙的位置萌出。

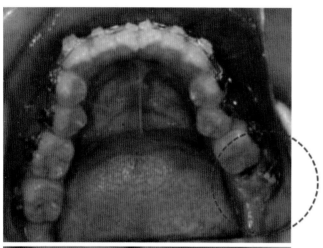

图11.5 粘接矫治器5个月后口内照。

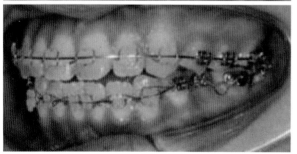

图11.6　治疗9个月口内照。

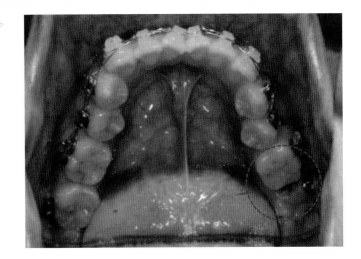

图11.7　治疗11个月后的全景片。

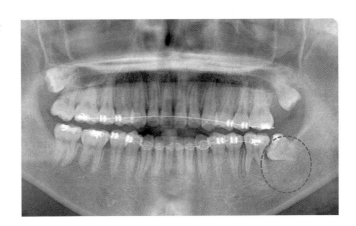

图11.8　采用分牙簧辅助磨牙竖直。

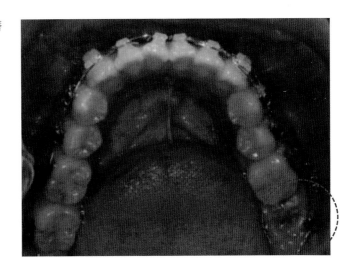

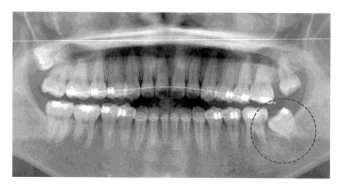

图11.9   粘接矫治器18个月后全景片显示阻生牙牙根仍不清楚，但似乎比相邻第一磨牙的远中根更短。左下颌第一磨牙的远中有龋坏。阻生牙较初始向远中倾斜，但接触点仍然在龈下。

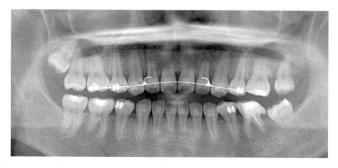

图11.10   治疗30个月后的全景片显示左下颌第一磨牙已顺利完成根管治疗。为防止对颌牙伸长，修复科医生在左下颌2颗磨牙上粘接复合树脂。

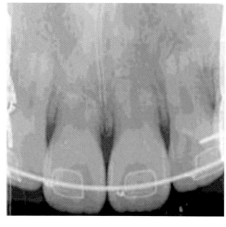
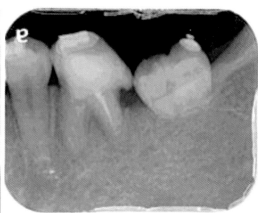

图11.11   治疗30个月后的X线片根尖片。

图11.12 30个月时的CBCT扫描断层图像显示几乎所有的断层三维图像都未观察到左下颌第二磨牙的牙根。

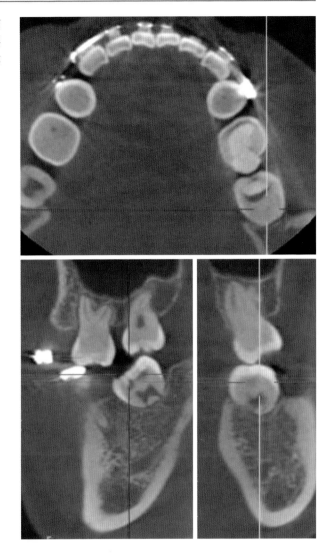

图11.13 治疗结束照。

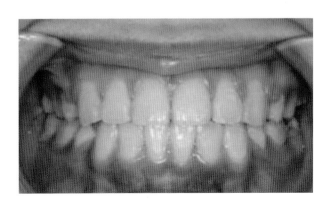

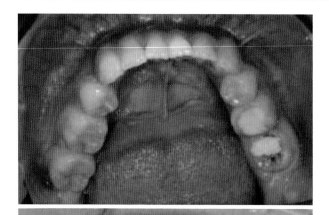

图11.13（续）

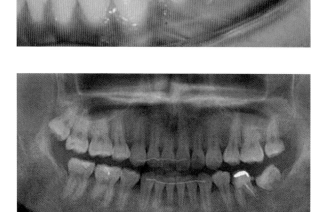

图11.14　拆除矫治器后2年全景片显示全口牙齿无症状，无松动。

3　治疗总结和结论

　　治疗过程：开始正畸治疗1年后，决定拔除第一前磨牙来改善前突。左下颌第二磨牙虽然采用了很多方法，但仍难以竖直。治疗30个月后，发现牙齿发生了根尖外吸收,此后不久拆除了矫治器。

是否存在任何有助于诊断牙根吸收发生的危险因素?没有。患者的牙根形态正常。治疗中引起牙根吸收的危险因素有治疗时间长,但并不过度;由于结束时的头影测量和随访无法观察到是否有根尖移位,不过鉴于该病例用不锈钢方丝完成了理想转矩的表达,所以应该有切牙根尖受到根舌向转矩这一危险因素。预后:右上颌中切牙牙根吸收了一半,但最严重的显然是左下颌第二磨牙。以上治疗结果是很少见的,原因如下:①即使使用TADs进行压低,下颌磨牙也很少有根尖外吸收。②直立阻生的磨牙很少导致根尖外吸收。③本例所见的根尖外吸收模式很奇怪,这种根尖外吸收也不是典型正畸力所致的牙根吸收,而且牙根吸收的速度十分惊人。④长远来看,牙齿的预后如何?目前,只是采取措施来防止左上颌磨牙过度伸长。20个月后,牙齿无松动,也无进一步吸收。修复科牙医将决定是否保留左下颌第二磨牙。保守的牙科治疗是尽可能长地保持这颗牙齿的寿命,从而维持该侧口腔的垂直距离。

3.1 结束语

正畸牙根吸收的核心是预测和预防。理想情况下,危险因素应该足够显著,从而能够识别出真正存在牙根吸收风险的患者,然后采取适当的措施。目前的科学进展将有助于实现这一目标,包括快速改进成像技术、证明根尖外吸收生物标志物存在的实验以及对家族危险因素的复杂遗传研究。早期检测会有所帮助,但在此之前,良好的病历记录是十分重要的。

综上所述,目前认为正畸牙移动不可避免地引起根尖外吸收的风险。从统计上看,根尖外吸收发生广泛,这意味着将会有一些牙齿不可预测地发生严重根尖外吸收。事实也是如此,严重的根尖外吸收相对少见。临床管理应包括鉴别诊断相关及治疗中所有导致牙根吸收的危险因素(因此治疗目标可能需要修改)、高质量的照片、有牙根吸收风险患者的病程记录,以及了解如果在治疗过程中或结束时发现严重的根尖外吸收该如何处置。对患者和转诊医生开展有关根尖外吸收的宣教同等重要。最后,这本书非常重要的部分是告诉我们牙科同行,即使是有严重根尖外吸收的牙齿,长远来看,牙齿脱落的风险并不会增加。